Advances in Vestibular Schwannoma Microneurosurgery

Improving Results with New Technologies

听神经瘤外科新技术

原著 ［意］Luciano Mastronardi

［美］Takanori Fukushima

［意］Alberto Campione

主译 夏 寅

中国科学技术出版社

·北 京·

图书在版编目（CIP）数据

听神经瘤外科新技术 /（意）卢西亚诺·马斯特罗纳迪 (Luciano Mastronardi) ,（美）塔卡诺瑞·福库施马(Takanori Fukushima),（意）阿尔贝托·坎皮恩（Alberto Campione）原著；夏寅主译. — 北京：中国科学技术出版社，2021.1

书名原文：Advances in Vestibular Schwannoma Microneurosurgery: Improving Results with New Technologies

ISBN 978-7-5046-8784-5

Ⅰ.①听… Ⅱ.①卢…②塔…③阿…④夏… Ⅲ.①听神经—神经瘤—外科手术 Ⅳ.① R739.43

中国版本图书馆 CIP 数据核字 (2020) 第 173500 号

著作权合同登记号：01-2020-5523

First published in English under the title

Advances in Vestibular Schwannoma Microneurosurgery: Improving Results with New Technologies

edited by Luciano Mastronardi, Takanori Fukushima, Alberto Campione

Copyright © Springer Nature Switzerland AG 2019

This edition has been translated and published under licence from Springer Nature Switzerland AG.

All rights reserved.

策划编辑	王久红　焦健姿
责任编辑	王久红
装帧设计	佳木水轩
责任印制	李晓霖

出　　版	中国科学技术出版社
发　　行	中国科学技术出版社有限公司发行部
地　　址	北京市海淀区中关村南大街 16 号
邮　　编	100081
发行电话	010-62173865
传　　真	010-62179148
网　　址	http://www.cspbooks.com.cn

开　　本	710mm × 1000mm　1/16
字　　数	151 千字
印　　张	12.5
版　　次	2021 年 1 月第 1 版
印　　次	2021 年 1 月第 1 次印刷
印　　刷	天津翔远印刷有限公司
书　　号	ISBN 978-7-5046-8784-5 / R · 2606
定　　价	128.00 元

主　译　夏　寅　首都医科大学附属北京天坛医院

副主译　刘　强　首都医科大学附属北京天坛医院

　　　　张文阳　首都医科大学附属北京天坛医院

　　　　王　璞　首都医科大学附属北京天坛医院

内容提要

　　本书引进自世界知名的 Springer 出版社，全球神经外科领域著名教授 Luciano Mastronardi，Takanori Fukushima 和 Alberto Campione 合力编著，首都医科大学附属北京天坛医院夏寅教授领衔主译。全书系统阐述了听神经瘤诊断（影像学、听力学等）和治疗（密切随访、放射治疗、手术切除）；重点聚焦手术适应证和最新外科技术，包括手持导光纤维激光、超吸刀、软管内镜、面神经单极刺激器、听觉脑干诱发电位实时监测、自体骨膜修补硬膜、可注射骨水泥、双人四手技术等；客观探讨听神经瘤相关研究项目，包括稀释罂粟碱保护脑神经微血管、软管内镜引导下切除肿瘤、服用阿司匹林控制肿瘤残留和应用 DTI 进行面神经术前预测定位等。本书值得每一位神经外科、耳鼻咽喉科及肿瘤科医师认真阅读，借鉴参考。

主译简介

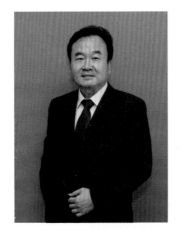

夏寅，医学博士，主任医师，北京天坛医院耳鼻咽喉头颈外科主任。目前担任 Fisch 国际颅底外科学习班 Tutor，中国优生科学协会副会长及听觉医学分会主任委员，中国医师协会耳鼻咽喉头颈外科分会委员及颅底学组副组长，《中国临床医生杂志》副主编，《中华耳鼻咽喉头颈外科杂志》等 9 本杂志编委。

从事耳科临床及科研工作 30 余年，熟练掌握各种进路听神经瘤切除术、颈静脉球体瘤切除术、颞骨次全切除术（外、中耳癌等）、岩骨次全切除术（颞骨良性肿瘤、岩骨胆脂瘤等）、脑脊液漏修补术、BAHA 植入术（单侧聋）、人工耳蜗植入术（重度耳聋）、面神经减压术（面瘫）、半规管填塞术（眩晕）、乳突根治及听力重建术（慢性化脓性中耳炎）等。主持省部级课题 10 余项，获得省部级奖励 2 项，发表论文 60 余篇，主编主译专著 5 部，副主编副主译专著 6 部。

原书序

作为神经外科医师，我有幸访问过意大利罗马圣菲利波内里医院神经外科和美国北卡罗莱纳州罗利市卡罗莱纳神经科学研究所神经外科，而本书的两位作者正是这两个机构的负责人。来此机构访问学习者，无不深深地感受到他们浑然天成的自然真诚、热情正直与风趣幽默，他们热爱音乐、追求完美与献身外科事业一脉相承。

应邀为这二位挚友的新书作序备感荣幸。他们既是世界公认的顶级神经外科医师，也是本人永远的良师益友。我们合作已逾二十载，具有简洁明了的同一哲学理念。在长期合作中感受到诚挚的兄弟友谊，让我终身难忘。

本书主要介绍了两位作者丰富的临床经验，可以预料书中某些原则与其他神经外科医师的观点可能不尽相同，但这可能恰恰是本书作者特点之所在。

循序渐进的介绍和插图有助于读者深刻理解不同手术方式、技术相关的外科解剖知识及关键手术环节。

他们年复一年、持之以恒地记录每一个手术步骤并绘制外科解剖示意图，并在每一次解剖操作课程中加以改进、不断提高。

Mastronardi 和 Fukushima 医师在各自工作的医学中心撰写过大量听神经瘤显微外科手术的相关文章，介绍了他们的成功经验。但百闻不如一见，他们是真正的神经外科大师，倾心教学艺术，关注每一个细节，包括手术室、手术台、个人习惯及设备器械等，精益求精已臻"艺术殿堂自由挥洒"的境界。

听神经瘤手术是神经外科面临的难度最大的手术之一，术者必须掌握高超显微手术技巧，熟练使用最新显微器械，非常熟悉脑桥小脑角解剖，具备临床随机应变能力，唯有如此才能避免死亡、降低并发症、保留面神经功能，甚至保留实用听力。

读者可在各章获得大量实用建议，乙状窦后入路和经迷路入路等手术方式中均有要点总结。本书包含诸多本人生平所见最精确、最完美的听神经瘤显微手术图片，值得翻译成各种语言供各国神经外科医师阅读参考。

本书是两位教授辛勤劳动的结晶，不论从临床诊治还是医学教育方面均充分展示了两家神经外科中心雄厚的实力和高超的水平。

Luc F. De Waele

Ghent, Belgium

本书是意大利圣菲利波内里医院神经外科 Mastronardi 教授和美国卡罗莱纳神经科学研究所 Fukushima 教授历时八载、精诚合作的结晶。诚如作者所言，听神经瘤手术是神经外科、耳神经外科面临的高难手术之一，目前追求的目标已从保全患者生命、减少严重并发症等，发展到切除肿瘤的同时保留面神经功能，甚至保留实用听力，因此对手术医师的解剖知识、手术技巧、应变能力乃至设备条件都提出了极高的要求。为了实现上述目标，两位专家在 160 例手术中相继使用了手持光纤激光、超吸刀、软管内镜、面神经单极刺激器、听觉脑干诱发电位实时监测、自体骨膜修补硬膜、可注射骨水泥、双人四手技术等一系列新技术，取得了良好治疗效果，如面神经功能保全率（HB Ⅰ级）大于 90%，听力保留率（AAO-HNS A 和 B）约为 50%。比利时 De Waele 教授对此书赞誉有加，认为其先进经验值得国际同行借鉴并推广。

通读全书，译者认为此书有三大特点。

1. 先进性 医学的发展离不开科技进步。作者在广泛阅读相关文献、积累以往诊治经验的基础上，在临床实践中充分应用上述各种技术，意在提高肿瘤切除率、提升神经功能保护率、降低脑脊液漏等术后并发症；与此同时，作者密切关注相关领域最新进展，包括术前测试前庭功能预判肿瘤起源和术前 DTI 预测面神经位置及走行方向，帮助设计手术方案，术中利用稀释罂粟碱保护营养神经的显微血管以改善术后神经功能，口服阿司匹林抑制残留肿瘤、降低肿瘤复发可能等，以期进一步提升听神经瘤治疗水平。

2. 科学性 科学研究的真谛在于真实。作者报道所有病例中肿瘤全切和近全切率为 75%，次全切除率为 20%，部分切除率为 5%，立体定向放射治疗失败后补救手术的全切率更低。以上数据似乎并不理想，而且这些数据还是应用以上诸多新技术后的结果。译者认为，这恰恰是作者难能可贵之处，或许一些专家认为目前实现肿瘤全切已经不是问题，但事实并非如此，具体手术过程中可能存在这样或那样的问题导致无法全切肿瘤，无论医者还是患者均应认清并接受这个现实。对于神经功能保护的效果就更是如此，尤其是放疗失败补救手术，为保护神经功能宁可放弃全切肿瘤；努力提升神经保护效果是应该追求的，尤其是面神经功能，但过于夸大这些技术的价值于医患双方均有害无益。

3. 局限性 多学科合作是学科发展的必由之路。现代学科发展至今，因分科过细而难觅全才，各个学科均有其自身优势，但也存在局限，解决专业划分过细弊端的唯一办法是相关学科全面合作。对听神经瘤治疗而言，观察、放疗、手术何为最佳选择尚需多科讨论；选择何种手术入路也需多科协调。本书对乙状窦后入路推崇备至，难免有过誉之嫌；对经迷路入路并不熟悉，可能为一孔之见；对颅中窝入路只字未提，无疑有遗珠之憾。简而言之，医者不应拘泥于自身学科，如何让患者获得最佳治疗效果才是重点所在。尽管如此，但瑕不掩瑜，本书仍不失为一部值得推荐的精品之作。

北京天坛医院耳鼻喉头颈外科主任
Fisch 国际颅底外科学习班 Tutor

本书回顾分析过去 8 年在本院接受听神经瘤手术的患者资料，意在报道听神经瘤手术中应用新技术的效果。这些新技术包括便携式手持激光纤维、Sonopet 超吸刀、面神经单极刺激"探测器"（定位神经及行程）、用于监测听觉功能的 LS CE- 啁啾声听觉脑干诱发电位、修复颅骨缺损的可注射骨水泥等。

2010 年 9 月至 2018 年 4 月，共有 160 例听神经瘤患者在圣菲利波内里医院（意大利罗马第一公共医疗卫生中心）神经外科接受乙状窦后锁孔入路手术，100 余例利用 2μ- 铥激光纤维切割、气化、切除肿瘤。所有病例均采用超吸刀实施肿瘤减容和（或）开放内听道。2015 年 5 月起，对术前具有实用听力者（AAO-HNS 评级 A 和 B）术中使用 LS CE- 啁啾声听性脑干诱发电位尝试保留听力。2017 年 12 月起，利用可弯曲软管内镜检查内听道以确保彻底切除内听道底肿瘤。

手术时间（从切皮到缝合）与肿瘤大小有关，是否使用新技术并无影响。术前、术后 1 周和术后 6 个月利用 HB 量表（Ⅰ～Ⅳ）评估面神经功能，3 例术前面瘫（2 例 HB Ⅲ级，1 例 HB Ⅳ级），其余病例（HB Ⅰ级）术后 6 个月面神经功能保全率大于 90%。听力保留率（AAO-HNS 评级 A 和 B）约为 50%。约有 75% 的病例为肿瘤全切和近全切，20% 病例为肿瘤次全切。利用自体骨膜缝合硬膜、骨瓣复位及骨水泥修复颅骨缺损，最大限度减少术后脑脊液漏。

总之，在显微外科手术中应用新技术安全可靠，且主观上似乎有利于切除肿瘤，特别是在"困难"的条件下，如血供丰富或质地坚硬的肿瘤。传统显微手术效果良好，但仍有改进空间，神经外科新技术的应用可望进一步扩大肿瘤切除范围。

Luciano Mastronardi

Rome, Italy

目　录

结　语

第一篇
绪 论
General Aspects

Advances in Vestibular Schwannoma Microneurosurgery
Improving Results with New Technologies
听神经瘤外科新技术

第1章 临床诊断和影像学诊断
Introduction: Clinical and Radiological Diagnosis

Alberto Campione, Guglielmo Cacciotti, Raffaelino Roperto, Carlo Giacobbo Scavo, Lori Radcliffe, Luciano Mastronardi　著

听神经瘤（vestibular schwannomas，VSs；又称前庭神经鞘瘤）起源于 Schwann 细胞，Schwann 细胞构成包绕前庭耳蜗神经的髓鞘。

一、流行病学

听神经瘤多见于五六十岁成年人，儿童罕见，儿童多为 2 型神经纤维瘤病。

听神经瘤占颅内肿瘤的 5%～10%，为脑桥小脑角最常见肿瘤。发病率约为 1/10 万，随着平均寿命延长和诊断技术改进，发病率似乎逐年增加。基于上述原因，近年来听神经瘤确诊时平均大小逐渐下降，目前为 10～15mm，较大肿瘤少见 [1-4]。

文献报道性别或侧别无显著差异。

二、危险因素

主要危险因素是辐射暴露，与两种情况有关。

• 高剂量电离辐射暴露[5]。

• 儿童时期曾有低剂量辐射暴露（治疗头颈部良性疾病）[6, 7]。

最新统计研究表明，增加生活噪声暴露与听神经瘤发病风险升高呈正相关。事实上，严重声损伤可导致耳蜗神经及其周围组织的机械损伤。生化角度分析表明，高强度声刺激可引起耳蜗淋巴液电解质失衡、自由基释放，从而导致耳蜗毛细胞 DNA 损伤。因此，尽管确切机制依然不清，但推测听神经瘤可能由脉冲噪声引起的慢性创伤所致[8]。

手机在听神经瘤发病机制中的作用尚不明确，存在争议。

三、发病机制和病理

从遗传学角度而言，大多数散发型听神经瘤起因于基因 NF2 的双等位基因失活，NF2 编码 merlin 蛋白（又称神经膜蛋白），具有肿瘤抑制作用。NF2 基因首次发现位于第 22 号染色体，此为 2 型神经纤维瘤病（NF2）中常见的双侧听神经瘤基因突变的位点[1, 2]。

听神经瘤属于 WHO Ⅰ级肿瘤，只有局部压迫作用并无浸润倾向。超过 60% 的患者每年生长小于 1mm，12% 的患者每年生长大于 3mm。Ki67（MIB-1）平均指数为 1.86%～1.99%，但单侧与双侧、生长型与稳定型之间 Ki67 指数均存在差异[9-11]，这种差异对判断预后的价值并不明确，仍需要进一步研究[12]。听神经瘤恶变极为罕见。

大体病理可见，听神经瘤为外观苍白、外有包囊的球形包块，挤占或插入周围神经结构，偶尔可见出血或囊性退变。

听神经瘤 70% 来源于前庭下神经，20% 来源于前庭上神经。这两种情况下肿瘤起源于内耳门附近的 Obersteiner-Redlich 节，即中枢端和末梢端髓鞘交界点。少数情况下肿瘤起源于内听道外侧端，被称为"中间型"[13]。更少见的是约有 10% 的听神经瘤可能来自于耳蜗神经[14]。

尽管神经位置可以变化，但利用术中神经监测能够追踪面神经和听神经的行程。70% 的病例面神经位于肿瘤腹侧或腹上侧，20% 位于肿瘤上极，10% 位于下极或腹下侧，面神经位于肿瘤背侧极其罕见。听神经通常位于肿瘤下极或腹下侧[14, 15]。

显微镜下肿瘤 Schwann 细胞呈现两种不同组织模式，即 Antoni A（致密细胞型）和 Antoni B（稀疏细胞型）。由于听神经瘤会诱导血管生成，这可能导致毛细血管扩张形成和随后瘤内出血，通常形成一层较厚的胶原包囊[1, 4]。

四、临床表现

听神经瘤的临床表现与肿瘤逐渐增大、长期压迫周围结构有关，首先是听神经、三叉神经和面神经受累，后期肿瘤逐渐增大可能累及后组脑神经甚至小脑和脑干。

- 最常见症状是听力下降（95%）和耳鸣（63%），通常为慢性发展过程，偶有急性病例报告。有报道术前发生耳鸣预示着不利于保留听功能[16]。

- 平衡失调（61%）多为轻、中度，可呈波动性。

- 三叉神经受累（17%）多发生在听力下降后，主要表现为面部感觉异常、麻木或疼痛。

- 面瘫（6%）多为慢性发作，大多数情况下与肿瘤太大、压迫迷路段甚至膝状神经节有关。但近期有报道把急性面瘫作为管内型听神经瘤的特殊表现（Mastronardi 等，发表中）。这种特异表现罕见（1%），可能对鉴别面神经鞘瘤、脑膜瘤、海绵状瘤或恶性肿瘤带来一定困难。

- 肿瘤进展期症状可能应时而变，头痛（32%）常见，早期即可出现，而恶心、呕吐（9%）与小脑和脑干受压所致脑积水有关。

五、诊断

听神经瘤的诊断需要兼顾临床表现和实验室 / 影像学检查。

患者出现单侧进行性听力下降、Rinne 试验阳性、Weber 试验偏向健侧时必须怀疑听神经瘤，上述两个试验有助于确认感音神经性听力损失。

下一步进行功能实验室测试。听力测试是最佳初步筛选试验，因为只有 5% 的患者表现为正常。纯音测听和言语分辨测试能够准确评估患者听力损害程度。典型测试结果为高频听力下降和言语分辨率不成比例降低[2, 4]。美国耳鼻咽喉 - 头颈外科学会（American Academy of Otolaryngology-Head and Neck Surgery，AAO-HNS）听力分级是目前通用的分级系统，根据平均纯音听阈和语音识别率来判断是否听力下降及听力损失程度（表 1-1）。

表 1-1　美国耳鼻咽喉 - 头颈外科学会的听力分级

分级	平均听阈（dB）	言语识别率（%）
A：听力良好	≤ 30	≥ 70
B：实用听力	30～50	≥ 50
C：有可测听力	> 50	≥ 50
D：无可测听力	任何水平	< 50

听觉脑干诱发反应（auditory brainstem evoked response，ABR）是进一步的功能筛选方法，可用于纯音测听异常者。主要优点是不受患者主观影响，可客观显示不同水平听觉通路损伤结果。典型 ABR 结果显示耳蜗神经传导显著延迟、波Ⅲ潜伏期延长，后期可出现波Ⅴ和波Ⅵ潜伏期延长[4]（图 1-1 和图 1-2）。

ABR 技术不仅可以作为诊断工具，而且可以作为术中神经监测工具帮助外科医师定位和保护听神经。切除肿瘤后 ABR 检测能够反映听神经的功能状态（图 1-3），ABR 可能表现为正常、破坏或延迟。

影像检查是最终诊断检查，增强磁共振成像（magnetic resonance imaging，MRI）是放射学诊断金标准。听神经瘤表现为内听道（internal auditory canal，IAC）病变，可向脑桥小脑角（cerebellopontine angle，CPA）延伸。不同分级系统意在评估肿瘤进展，Samii 分级是最常用分级系统之一，主要根据肿瘤与周围解剖关系而定[17]（表 1-2，图 1-4 和图 1-5）。

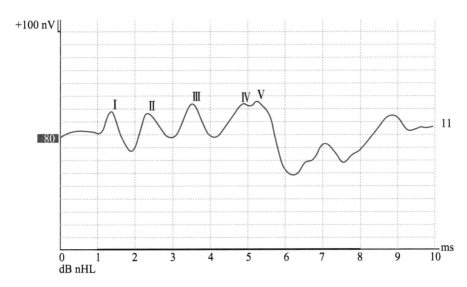

▲ 图 1-1　正常听觉脑干诱发反应

（引自 Clinical Neurology and Neurosurgery, 165, Luciano Mastronardi, Ettore Di Scipio, Guglielmo Cacciotti, Raffaelino Roperto, Vestibular schwannoma and hearing preservation: Usefulness of level specific CE-Chirp ABR monitoring. A retrospective study on 25 cases with preoperative socially useful hearing, Pages No. 108–115, 2018, 经 Elsevier 许可）

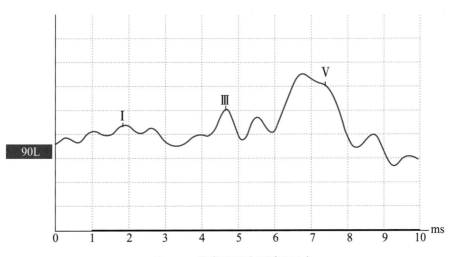

▲ 图 1-2　异常听觉脑干诱发反应

（引自 Clinical Neurology and Neurosurgery, 165, Luciano Mastronardi, Ettore Di Scipio, Guglielmo Cacciotti, Raffaelino Roperto, Vestibular schwannoma and hearing preservation: Usefulness of level specific CE-Chirp ABR monitoring. A retrospective study on 25 cases with preoperative socially useful hearing, Pages No. 108–115, 2018, 经 Elsevier 许可）

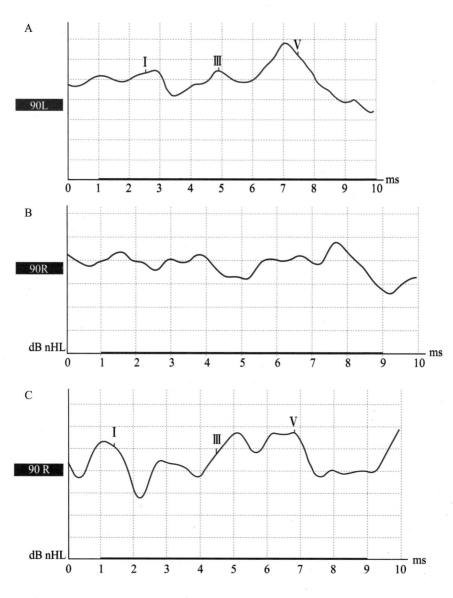

▲ 图 1-3　术后听觉脑干诱发反应

A. 术后正常听觉脑干诱发反应（同图 1-2）；B. 变异听觉脑干诱发反应；C. 延迟听觉脑干诱发反应（引自 Clinical Neurology and Neurosurgery, 165, Luciano Mastronardi, Ettore Di Scipio, Guglielmo Cacciotti, Raffaelino Roperto, Vestibular schwannoma and hearing preservation: Usefulness of level specific CE-Chirp ABR monitoring. A retrospective study on 25 cases with preoperative socially useful hearing, Pages No. 108–115, 2018, 经 Elsevier 许可）

表 1-2　听神经瘤 Samii 分级

分　级	肿瘤描述
T_1	肿瘤局限于内听道内
T_2	肿瘤跨过内听道
T_{3a}	肿瘤侵占脑桥小脑角
T_{3b}	肿瘤侵占脑桥小脑角并累及脑干
T_{4a}	肿瘤压迫脑干
T_{4b}	脑干严重移位以及第四脑室受压变形

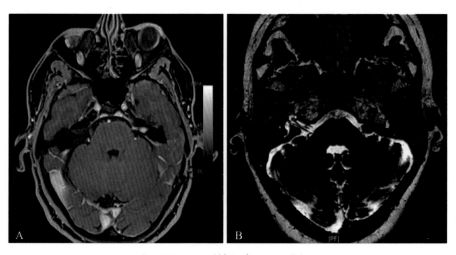

▲ 图 1-4　听神经瘤 Samii 分级

A. T_1 级，箭头所示；B. T_2 级，箭头所示

　　听神经瘤特征表现是肿瘤位于内听道伴内耳门扩大，MRI 表现为"内听道喇叭征"；内听道之外部分常呈球状，明显与锥形内听道部分相连，形似"冰淇淋"。肿瘤在 T_1 加权像上为等信号 / 低信号改变，明显强化；T_2 加权像上表现为高信号。10%～15% 病例可见囊性变，特别是肿瘤体积较大时。

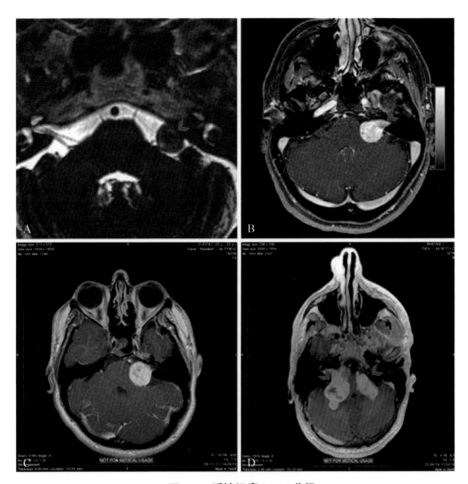

▲ 图 1-5　听神经瘤 Samii 分级

A. T_{3a} 级，箭头所示；B. T_{3b} 级，箭头所示；C. T_{4a} 级，箭头所示，尽管脑干受压，第四脑室形态正常；D. T_{4b} 级，箭头所示，罕见双侧听神经瘤（图 B、C 引自 Clinical Neurology and Neurosurgery, 165, Luciano Mastronardi, Ettore Di Scipio, Guglielmo Cacciotti, Raffaelino Roperto, Vestibular schwannoma and hearing preservation: Usefulness of level specific CE-Chirp ABR monitoring. A retrospective study on 25 cases with preoperative socially useful hearing, Pages No. 108–115, 2018, 经 Elsevier 许可）

　　CT 适用于不能耐受 MRI 检查者（特别是巨大肿瘤），CT 可显示肿瘤周围骨质侵蚀程度，有助于有针对性地制订手术方案。

　　听神经瘤的鉴别诊断包括脑膜瘤和表皮样囊肿。脑膜瘤 T_1 和 T_2 加权像表现相似，但钙化通常在肿瘤包块内，可见宽阔的脑膜基底。此外，脑膜瘤可引起相邻骨质增生，而听神经瘤可造成骨质破坏。特殊情况下脑膜瘤可侵入内听道[18, 19]，此时只有术中才能明确诊断[20-22]。表皮样囊肿 T_1 和 T_2 加权像与脑脊液相同呈等信号，无强化，不侵入内听道。

参考文献

[1] Di Ieva A, Lee JM, Cusimano MD. Handbook of skull base surgery. New York: Thieme; 2016. xxvii, 978 p.

[2] Park JK, Vernick DM, Ramakrishna N. Vestibular schwannoma (acoustic neuroma). In: Post TW, editor. UpToDate. Waltham: UpToDate. Accessed 14 Jan 2018.

[3] Quiñones-Hinojosa A, Rincon-Torroella J. Video atlas of neurosurgery: contemporary tumor and skull base surgery. 1st ed. New York: Elsevier; 2017. xxx, 285 p.

[4] Winn HR. Youmans and Winn neurological surgery. 7th ed. Philadelphia, PA: Elsevier; 2017.

[5] Sughrue ME, Yeung AH, Rutkowski MJ, Cheung SW, Parsa AT. Molecular biology of familial and sporadic vestibular schwannomas: implications for novel therapeutics. J Neurosurg. 2011;114(2):359–66.

[6] Schneider AB, Ron E, Lubin J, Stovall M, Shore-Freedman E, Tolentino J, et al. Acoustic neuromas following childhood radiation treatment for benign conditions of the head and neck. Neuro Oncol. 2008;10(1):73–8.

[7] Shore-Freedman E, Abrahams C, Recant W, Schneider AB. Neurilemomas and salivary gland tumors of the head and neck following childhood irradiation. Cancer. 1983;51(12):2159–63.

[8] Chen M, Fan Z, Zheng X, Cao F, Wang L. Risk factors of acoustic neuroma: systematic review and meta-analysis. Yonsei Med J. 2016;57(3):776–83.

[9] Niemczyk K, Vaneecloo FM, Lecomte MH, Lejeune JP, Lemaitre L, Skarzyński H, et al. Correlation between Ki-67 index and some clinical aspects of acoustic neuromas (vestibular schwannomas). Otolaryngol Head Neck Surg. 2000;123(6):779–83.

[10] Saito K, Kato M, Susaki N, Nagatani T, Nagasaka T, Yoshida J. Expression of Ki-67 antigen and vascular endothelial growth factor in sporadic and neurofibromatosis type 2-associated schwannomas. Clin Neuropathol. 2003;22(1):30–4.

[11] Steinhart H, Triebswetter F, Wolf S, Gress H, Bohlender J, Iro H. Growth of sporadic vestibular schwannomas correlates with Ki-67 proliferation index. Laryngorhinootologie. 2003;82(5):318–21.

[12] Sughrue ME, Fung KM, Van Gompel JJ, Peterson JEG, Olson JJ. Congress of neurological surgeons systematic review and evidence-based guidelines on pathological methods and prognostic factors in vestibular schwannomas. Neurosurgery. 2018;82(2):E47–8.

[13] Dunn IF, Bi WL, Erkmen K, Kadri PA, Hasan D, Tang CT, et al. Medial acoustic neuromas: clinical and surgical implications. J Neurosurg. 2014;120(5):1095–104.

[14] Mastronardi L, Cacciotti G, Roperto R, Di Scipio E, Tonelli MP, Carpineta E. Position and course of facial nerve and postoperative facial nerve results in vestibular schwannoma microsurgery. World Neurosurg. 2016;94:174–80.

[15] Sameshima T, Morita A, Tanikawa R, Fukushima T, Friedman AH, Zenga F, et al. Evaluation of variation in the course of the facial nerve, nerve adhesion to tumors, and postoperative facial palsy in acoustic neuroma. J Neurol Surg B Skull Base. 2013;74(1):39–43.

[16] Mastronardi L, Cacciotti G, Roperto R, DI Scipio E. Negative influence of preoperative tinnitus on hearing preservation in vestibular schwannoma surgery. J Neurosurg Sci. 2017. https:// doi.org/10.23736/S0390-5616.17.04187-X.

[17] Wu H, Zhang L, Han D, Mao Y, Yang J, Wang Z, et al. Summary and consensus in 7th International Conference on acoustic neuroma: an update for the management of sporadic acoustic neuromas. World J Otorhinolaryngol Head Neck Surg. 2016;2(4):234–9.

[18] Amato MC, Colli BO, Carlotti Junior CG, dos Santos AC, Féres MC, Neder L. Meningioma of the internal auditory canal: case report. Arq Neuropsiquiatr. 2003;61(3A):659–62.

[19] Watanabe K, Cobb MIH, Zomorodi AR, Cunningham CD, Nonaka Y, Satoh S, et al. Rare lesions of the internal auditory canal. World Neurosurg. 2017;99:200–9.

[20] Asaoka K, Barrs DM, Sampson JH, McElveen JT, Tucci DL, Fukushima T. Intracanalicular meningioma mimicking vestibular schwannoma. AJNR Am J Neuroradiol. 2002;23(9):1493–6.

[21] Chae SW, Park MK. Meningioma mimicking vestibular schwannoma. Ear Nose Throat J. 2011;90(7):299–300.

[22] Roos DE, Patel SG, Potter AE, Zacest AC. When is an acoustic neuroma not an acoustic neuroma? Pitfalls for radiosurgeons. J Med Imaging Radiat Oncol. 2015;59(4):474–9.

第 2 章 治疗策略和手术适应证
Treatment Options and Surgical Indications

Luciano Mastronardi, Alberto Campione, Raffaelino Roperto, Albert Sufianov,
Takanori Fukushima 著

听神经瘤治疗方式的选择需综合考虑患者因素和肿瘤特点，肿瘤大小、生长模式、患者年龄、临床症状、有无基础疾病等因素有助于我们从三种主要治疗方式——保守治疗（观察等待）、放射治疗和手术切除选择其一。

现代听神经瘤治疗追求的目标为尽可能降低死亡率和并发症，提高生活质量和保护神经功能，治疗策略必须考虑患者的意愿和积极性，以期最终实现个性化治疗[1-3]。

一、"等待与观察"

密切观察包括定期进行 MR 扫描监测肿瘤大小变化（图 2-1）。虽然听神经瘤生长模式各不相同[4, 5]，但不外乎三种方式，即不生长、缓慢生长（≤ 2mm/ 年）和快速生长（≥ 3mm/ 年）。MRI 扫描方案并无标准，不同研究者提出了不同方案[4-7]。一般而言，患者终身需要每年

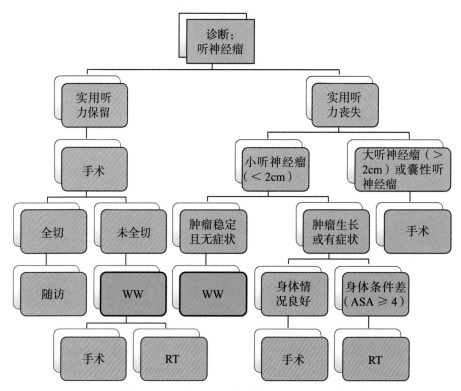

▲ 图 2-1 听神经瘤治疗策略：重点强调观察等待路径的主要适应证

WW. 等待观察；RT. 放射治疗

进行影像学检查。一方面，64% 的听神经瘤患者前 5 年随访显示肿瘤生长符合规律，证实肿瘤自然生长史具有一定预测价值 [5, 6]。但另一方面也有报道随访 10 年后发现肿瘤突然生长 [5]，这意味着随访时间有限可能遗漏肿瘤增长病例。

本策略主要适用于偶然发现、具有以下特点的听神经瘤。

• 患者无实用听力（AAO-HNS 评级 C 和 D）。

• 确诊时肿瘤≤ 2cm [1, 4]。

• 肿瘤生长速度≤ 2mm/ 年。

• 无三叉神经、面神经、听神经受压表现或脑积水等症状。

至于听力问题，一些作者提出对于肿瘤局限于内听道内且有实用听力的年轻人可延长观察随访，因为与大肿瘤相比，这类肿瘤似乎倾向于保持稳定[5]。但由于听神经瘤治疗的目标是保留听神经功能，而肿瘤不增大者也可导致听力下降，因此我们认为对于上述患者应积极采用听力保留手术[8]。

综合考虑肿瘤大小、生长速率恒定及前述标准，符合这些特点的患者建议随访观察[1-3]。

• 年龄＞65 岁。

• 身体条件差、不适合任何介入性治疗。

确诊时仍有听力者只有少数符合随访观察，可能是由于大多数老年人合并老年性心力衰竭。至于听力保留，5 年随访期间 30%～50% 的患者能够保留听力[6, 9]。

随访观察最需要关注的风险是面神经功能受损。最近研究表明保守策略并不意味着面神经功能一定下降[4, 5]，但随着肿瘤体积增大可能导致最终手术时更难保留面神经。必须对上述风险权衡利弊，正是上述作者通过系列报道队列研究发现：少数观察随访失败者最后不得不接受手术[4, 5]。

二、放射治疗

放射治疗方案的选择与放射剂量和具体采用的放射粒子有关。放疗一般分为三种，即立体定向放射治疗 [（stereotactic radiosurgery，SRS）或 γ 刀]、分级立体定向放射治疗（fractionated stereotactic radiation therapy，FSRT）和质子治疗（proton therapy，PT）。放疗的共同特点是只能局部控制而非根治肿瘤[1, 2, 10]。目前尚无上述两种或三种方式的对照研究[11]。

放疗适应证[1, 2] 如下。

• 无实用听力（AAO–HNS 评级 C 和 D）。

• 肿瘤＜ 2cm。

• 肿瘤生长速度≥ 3mm/ 年。

• 身体条件差不适合手术（ASA ≥ 4）。

高龄或合并基础病者更适宜放疗，可以规避麻醉及手术相关风险

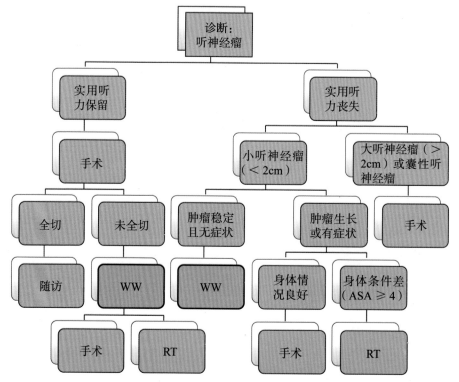

▲ 图 2-2　听神经瘤治疗策略：重点强调放射治疗路径的主要适应证

WW. 等待观察；RT. 放射治疗。肿瘤非完全切除后随访观察期间残余肿瘤增大者需要放射治疗

（图 2-2）。但放疗也可引起听力下降、三叉神经和面神经功能下降、组织粘连、脑积水甚至恶变（尽管非常罕见）等并发症[1, 11]，罕见后遗症还包括迟发性严重头痛、面部疼痛和新的神经运动障碍。

此外，即使对于体弱者（ASA ≥ 4），上述治疗方案也存在争议：大肿瘤实施肿瘤减容手术（不追求全切）可能是唯一可行方案；小肿瘤（＜ 2cm）和管内型肿瘤可能更适合随访观察。虽然如此，仍有许多研究提出对上述情况采用放疗（不考虑患者听力）。最新系统综述分析发现放疗的作用既不规范也不明确[4, 5]。事实上，考虑到部分肿瘤可能保持稳定或生长缓慢，放疗成果至少在一定程度上应归功于肿瘤自身特性。因此，最新指南建议相对于放疗，不伴耳鸣的管内型或小肿瘤采用随访观察对肿瘤生长或听力保留并无负面影响[11]。

放疗可应用于手术或放疗失败者补救治疗[1, 9-11]，但对于肿瘤复发需要再次手术者，放疗所致放射性粘连增大了术中保留面神经的难度。

放疗后听力保留率约为 50%，但不同研究差异较大[1, 6, 12]。

放疗后三叉神经和面神经保留率＞ 95%，显著优于手术效果[1]。

三、手术切除

如果能确保肿瘤全切，手术当然是唯一的根治肿瘤方式（图 2-3）。就手术切除范围而言，详细的定义如下。

• 全切：100% 切除肿瘤。

• 近全切：95%～99% 肿瘤被切除，沿面神经或脑干表面残留毫米级肿瘤包膜（＜ 7mm）。

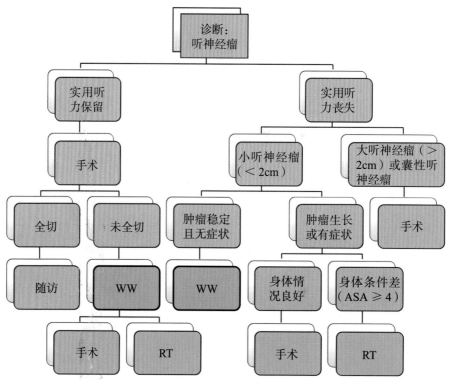

▲ 图 2-3 **听神经瘤治疗策略：重点强调手术切除路径的主要适应证**

尽管如图所示非常清晰，但每次手术前都要考虑全切或非全切的可能。WW. 等待观察；RT. 放射治疗

- 次全切：90%～95% 肿瘤被切除。

- 部分切除：切除肿瘤＜ 90%。

- 肿瘤减容：手术目的不是根除肿瘤而是为了减轻肿瘤压迫神经组织，这种策略适用于肿瘤较大的体质较弱者。

三种主要手术入路如下。

- 乙状窦后入路：适用于大多数病例，不论肿瘤大小，凡是期望保留听力者均可选择此术式。

- 经迷路入路：适用于肿瘤较大无实用听力者。

- 颅中窝入路：目前较少使用，适用于管内型肿瘤期望保留听力者。

手术适应证如下 [1-3]。

• 肿瘤确诊时尚有实用听力（AAO-HNS 评级 A 和 B）。

• 肿瘤＞ 2cm（包括管内型肿瘤、除外小肿瘤）具有实用听力者 [8, 9]。

• 肿瘤每年生长超过 2mm。

• 出现神经受累症状：少数听神经瘤可诱发三叉神经痛，手术比 SRS 更有利于缓解症状 [8]。

• MRI 显示肿瘤囊性变 [1]。

年龄小于 65 岁、身体条件良好者最适合选择手术治疗。

几乎所有病例均可望完全切除肿瘤，但为了保留听力、避免三叉神经或面神经受损，大约 15% 未能完全切除肿瘤 [2]。部分切除或次全切除术后多采用传统放疗降低复发风险 [8]，但文献报道随访 2 年复发风险高达 27.6%。术前肿瘤体积与术后残留体积密切相关，两者均为预测复发指标，MRI 随访时定义残余肿瘤生长指数。对于大肿瘤（Koos 分级 Ⅳ，相当于 Samii 分级的 T_{4a} 和 T_{4b}），我们认为积极手术是避免复发的最佳选择。然而，最近一项研究报道一个新观点 [13]：实施近全切除术后密切观察残留肿瘤，如果残留肿瘤长大则给予放疗或再次手术一组研究发现复发率达到 16%。

据报道大约 66% 的患者术后能够保留听力 [6]，在三种治疗方式中比例最高。保留听力手术对那些具有 AAO-HNS 评级 A 和 B 级听力者尤为重要，一旦出现听力损失则预测听力会进一步下降，对这些患者而言，手术是保护神经功能的最佳策略。

术后面神经功能保留与两大因素呈负相关，即肿瘤大小和既往放疗史 [8]。事实上，放疗失败后手术切除肿瘤必然增加次全切除与面神经功能受损的可能性 [8]。放疗后复发进行补救手术仍然存在争议。最近一项回顾性研究分析术后复发再次手术患者早期面神经功能[14]，患者分为两组：一组初次手术后接受辅助放疗，而另一组没有接受放疗，再次手术时发现接受放疗组术后并发症更多。事实上，5%～21%的复发听神经瘤患者放疗后可出现延迟性面神经麻痹，在术后复发接受辅助放疗无效需再次手术者就更为明显。另一方面，辅助放疗后再次手术可能更困难、更无法完全切除肿瘤。由此推论，对术后发现肿瘤残余者进行密切观察、必要时再次手术是最佳方案。

参考文献

[1] Di Ieva A, Lee JM, Cusimano MD. Handbook of skull base surgery. New York: Thieme; 2016. xxvii, 978 p.

[2] Park JK, Vernick DM, Ramakrishna N. Vestibular schwannoma (acoustic neuroma). In: Post TW, editor. UpToDate. Waltham: UpToDate. Accessed 14 Jan 2018.

[3] Quiñones-Hinojosa A, Rincon-Torroella J. Video atlas of neurosurgery: contemporary tumor and skull base surgery. 1st ed. Edinburgh; New York: Elsevier; 2017. p. 285.

[4] Patnaik U, Prasad SC, Tutar H, Giannuzzi AL, Russo A, Sanna M. The long-term outcomes of wait-and-scan and the role of radiotherapy in the management of vestibular schwannomas. Otol Neurotol. 2015;36(4):638–46.

[5] Prasad SC, Patnaik U, Grinblat G, Giannuzzi A, Piccirillo E, Taibah A, et al. Decision making in the wait-and-scan approach for vestibular schwannomas: is there a price to pay in terms of hearing, facial nerve, and overall outcomes? Neurosurgery. 2018;83(5):858–70.

[6] Hoa M, Drazin D, Hanna G, Schwartz MS, Lekovic GP. The approach to the patient with incidentally diagnosed vestibular schwannoma. Neurosurg Focus. 2012;33(3):E2.

[7] Nuseir A, Sequino G, De Donato G, Taibah A, Sanna M. Surgical management of vestibular schwannoma in elderly patients. Eur Arch Otorhinolaryngol. 2012;269(1):17–23.

[8] Hadjipanayis CG, Carlson ML, Link MJ, Rayan TA, Parish J, Atkins T, et al. Congress of Neurological Surgeons systematic review and evidence-based guidelines on surgical resection for the treatment of patients with vestibular schwannomas. Neurosurgery. 2018;82(2):E40–3.

[9] Wu H, Zhang L, Han D, Mao Y, Yang J, Wang Z, et al. Summary and consensus in 7th International Conference on acoustic neuroma: an update for the management of sporadic acoustic neuromas. World J Otorhinolaryngol Head Neck Surg. 2016;2(4):234–9.

[10] Winn HR. Youmans and Winn neurological surgery. 7th ed. Philadelphia: Elsevier; 2017.

[11] Germano IM, Sheehan J, Parish J, Atkins T, Asher A, Hadjipanayis CG, et al. Congress of Neurological Surgeons systematic review and evidence-based guidelines on the role of radiosurgery and radiation therapy in the management of patients with vestibular schwannomas. Neurosurgery. 2018;82(2):E49–51.

[12] Kondziolka D, Mousavi SH, Kano H, Flickinger JC, Lunsford LD. The newly diagnosed vestibular schwannoma: radiosurgery, resection, or observation? Neurosurg Focus. 2012;33(3):E8.

[13] Zumofen DW, Guffi T, Epple C, Westermann B, Krähenbühl AK, Zabka S, et al. Intended near-total removal of Koos grade IV vestibular schwannomas: reconsidering the treatment paradigm. Neurosurgery. 2018;82(2):202–10.

[14] Samii M, Metwali H, Gerganov V. Microsurgical management of vestibular schwannoma after failed previous surgery. J Neurosurg. 2016;125(5):1198–203.

第二篇
分步图解外科技术
Illustrated Surgical Technique
(Step-by-Step)

Advances in Vestibular Schwannoma Microneurosurgery
Improving Results with New Technologies

听神经瘤外科新技术

第 3 章 患者体位
Patient Positioning

Luciano Mastronardi, Alberto Campione, Guglielmo Cacciotti, Raffaelino Roperto, Fabio Crescenzi, Ali Zomorodi, Takanori Fukushima　著

一、侧卧位

侧卧位 [1, 2] 又称 Fukushima 位（图 3-1），可在保证麻醉安全的前提下顺利进入脑桥小脑角区，充分显露手术视野。

麻醉插管后，患者保持侧卧位，固定支架安装在健侧，这样可以减少复杂手术时转动颈部，并保证静脉回流，特别是对侧颈内静脉回流。将手术台调整为 10°～15° 头高足低位，这样可以减少手术时间过长所致静脉淤血。患者背部平手术台边缘，肩部置于手术台上缘。健侧腿髋关节和膝关节弯曲约 90°，患侧腿略弯即可（图 3-1A）。

放置多个防护垫以免产生压疮：患者足跟及脚踝处放置护垫减轻压迫腓骨头处的腓神经；两膝关节之间放置 2 个枕头，两腿之间放置 1 个枕头；健侧股骨粗隆下方放置橡胶护垫；臀部下方放置护垫防止术中患者侧翻时压迫坐骨神经；胸廓及双侧腋窝放置护垫保护臂丛神经。

双臂伸展放置于加长垫上，避免压迫患侧肱骨内上髁处尺神经及

健侧肱骨桡神经沟处的桡神经。健侧上臂与躯干保持 90°，而患侧上臂保持 45°。患侧肩部向前下轻拉（图 3-1B），然后利用布带固定上臂。如此可以保证肩部远离术者，便于广泛显露视野。

使用三点式头架（Mayfield 支架）固定头部：后面两个支点分别位于乳突及枕骨隆突，前方支点位于发际线内以免影响美观（图 3-1C）。将头部向对侧旋转，保持岩骨嵴垂直于地面、术者正对内听道。略低头（下颌与胸骨 2 指左右）可使乳突远离肩部。抬高头部，使其距手术台约一拳距离，再将头顶向下倾斜，保证乳突位于最高位置（图 3-1D）。

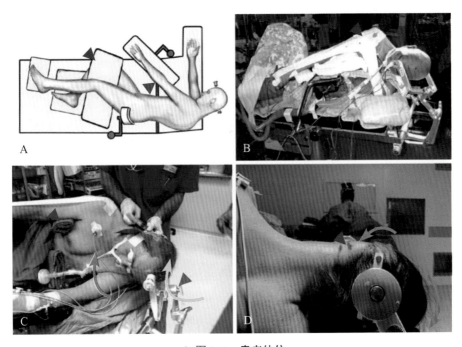

▲ 图 3-1　患者体位

A. 侧卧位示意图（上面观）。红箭头示健侧下肢弯曲 90°；蓝箭头示患侧上臂 45° 平放。B. 侧卧位。红箭头提示患侧肩部向前下推拉并固定；头顶向下倾斜以尽可能抬高乳突。C. 侧卧位。红箭头示在腋下塞入布卷，防止压迫臂丛；蓝箭头示头部固定架，前方支点位于发际线内；灰弯箭示头部适度弯曲，保持下颌距胸骨 2 指左右。D. 侧卧位。灰弯箭示头部向健侧旋转，橙弯箭示头顶向下倾斜，红箭头示乳突尖位于术野顶端（图 A 引自 T. Fukushima, A. Friedman, L. Mastronardi, T. Sameshima, Fukushima's Microanatomy and Dissection of the Temporal Bone- Second Edition, 2007, 经 AF-Neurovideo, Inc. 许可）

二、仰卧位

仰卧位[1-3]是神经外科手术常用和通用体位，对患者体位和管路安置要求较少。

仰卧麻醉插管后，卸下手术台头部托板，更换三点式头部固定架。双钉固定于健耳上、下方，单钉固定于患侧。利用附带支架将头架固定于手术台，头部转向对侧90°以便显露手术区域。过度旋转头部可能导致颈静脉阻塞、麻醉插管阻塞或移位，摆放头位时麻醉师需密切监视。为了减少扭颈，可在肩胛骨下方放置枕头保证颈部处于轻度拉伸状态。另外，可以适度低头使乳突远离肩部。

固定头部后利用泡沫敷料和布带固定患者，膝下垫枕头防止牵拉坐骨神经，足跟下方放置泡沫敷料防止压疮，利用泡沫敷料和布带将双上肢固定于身体两侧，所有骨性突起均用泡沫敷料保护，以免形成压疮及压迫神经（如尺骨凹槽）。

最后将手术台调整为头高足低位以便静脉回流、降低颅压，但要注意头高足低位导致头部位置高于心脏，可能增加静脉空气栓塞风险。

三、半坐位

半坐位[1, 3, 4]由原始坐位改进而来。20世纪初曾流行坐位，后因容易导致静脉空气栓塞逐渐被弃用。对手术而言，半坐位可降低颅压（intracranial pressure，ICP）、利用重力作用引流术野出血和脑脊液，从而提供理想术野[5-11]。

麻醉插管后利用三点式头架固定头部，双钉固定于健耳上、前方，单钉固定于患侧外耳道前方、颞线附近。

调整手术台，升起背板使患者呈曲臀坐位，上述操作要缓慢进行并密切监测麻醉状况，避免引起突然低血压及血流动力学不稳定。患者曲膝并在膝下垫枕，避免拉伸坐骨神经，升高手术台尾端促使静脉回流入心。

通过适当接头将头架固定于手术台，低头保证手术视野清晰，最理想的情况是小脑幕平行于地面。有报道，此种体位如果头部过度弯曲可挤压麻醉插管，导致舌、软腭及喉水肿。

利用软带或泡沫敷料及布带将患者固定于手术台，应确保患者躯体得到良好支撑而不是利用头架悬挂患者头部，否则可引起颈部拉伤，甚至影响颈椎完整性。少数报道半坐位术后出现四肢麻痹可能即为此因。双上肢置于中线腹部前方或者轻弯肘部放置在两旁臂板上。骨性突起部位要重点保护，以免产生压疮。

四、三种体位效果比较

半坐位的优势和劣势均来自于重力影响，由于头部、心脏之间存在静脉压差，术野中出血和脑脊液均得以自然引流导致术野几乎无血，因此术者无须持续使用吸引器，从而可以双手操作处理病变；重力下拉小脑半球故无须使用牵开器，当然也存在产生小脑脱垂风险。但不能只考虑优点，半坐位形成的静脉压差可使空气进入血液引起静脉空

气栓塞 [7]。这种潜在严重并发症将导致两个可能危及生命的病理生理改变：张力性气颅和逆行空气栓塞（paradoxical air embolism，PAE）。张力性气颅是因为一定量空气进入硬膜外或硬膜内产生压迫效应，引起颅内压增高，甚至有脑疝风险。逆行空气栓塞则是空气通过从右向左分流（卵圆孔未闭）进入动脉导致动脉栓塞。

目前已有大量文献讨论普通神经外科手术及听神经瘤手术中采用半坐位的优劣，比较各种体位术中及术后效果。

Rath 等比较了不同体位颅后窝手术的并发症，发现半坐位静脉空气栓塞风险（15.2%）显著高于仰卧位（1.4%），而且失血更多 [11]。尽管考虑到不同手术、不同范围所致偏差，半坐位在保护后组脑神经方面仍然具有优势。术后并发症并无显著差异，因此作者认为只要严格筛查患者、完善术前准备，两种体位都安全可靠。Fathi 等通过系统性回顾，确认半坐位神经外科手术后容易产生空气栓塞并发症 [12]。另外，作者强调了筛查卵圆孔未闭（patent foramen ovale，PFO）的重要性，卵圆孔未闭在神经外科手术中并不罕见，不容忽视（5%～33%）。大量研究建议校正病例筛选标准，尽管目前尚无正式指南，但提出一些特殊措施还是合适而必要的 [5, 8, 13]：术前颈椎影像检查排除颈部不稳定性、术前经食管超声心动图（trans-esophageal echocardiography，TOE）发现卵圆孔未闭、术中监测预防、诊断及迅速处理静脉空气栓塞（venous air embolism，VAE）。卵圆孔未闭是半坐位手术的绝对禁忌证还是相对禁忌证，目前仍有争论。尽管经食管超声心动图发现静脉空气栓塞非常灵敏，甚至能发现无临床表现的静脉空气栓塞（Ganslandt 等报道为25.6% [9]），但术中监测目前尚无金标准。

就听神经瘤手术而言，半坐位、仰卧位及侧卧位不但要比较其安全性，还要比较手术效果，包括肿瘤切除的范围、面神经保留及听力保留。但由于存在不同术者经验各异、研究机构策略不同，导致研究结果出现偏差，无法得出明确结论。Spektor 等比较半坐位与侧卧位效果发现面神经保留与病变切除范围相关，与体位无关[14]，病变切除范围与体位选择无明显相关，唯一显著差异是侧卧位手术准备时间及手术时间较短。Roessler 等报道截然相反结论[15]：半坐位比侧卧位手术时间更短、效率更高，术后 6 个月随访发现半坐位手术中面神经保留率（63%）及听力保留率（44%）均高于侧卧位手术面神经保留率（40%）及听力保留率（14%）。当然，作者认为毕竟属于回顾性研究，不同术者的技能等因素可能影响研究结果。

　　尽管无法进行随机对照实验来验证何种体位才是听神经瘤手术最佳体位，但可以认为三种体位均安全，没有一种体位适用于所有病例[6, 16, 17]。采用半坐位手术需要专业的神经麻醉师及持续术中经食管超声监测（费用昂贵），每家医院都配备如此条件并无必要。Spektor 和 Roessler 的研究结论相反也说明，术者经验及偏好对术中及术后结果产生的影响远远超过体位的选择。因此，体位的选择应该建立于手术团队的偏好基础上。

　　尽管不乏大牌专家介绍半坐位手术经验，但我们临床工作中常规采用侧卧位。手术耗时 4h，主要与肿瘤大小及肿瘤包膜与面神经、听神经、脑干粘连程度相关，手术结果与目前国际文献结果报道一致。

参考文献

[1] Di Ieva A, Lee JM, Cusimano MD. Handbook of skull base surgery. New York: Thieme; 2016.

xxvii, 978 p.

[2] Sameshima T. Fukushima's microanatomy and dissection of the temporal bone. 2nd ed. In: Sameshima T, editor. Raleigh: AF-Neurovideo, Inc.; 2007. 115 p.

[3] Winn HR. Youmans and Winn neurological surgery. 7th ed. Philadelphia: Elsevier; 2017.

[4] Quiñones-Hinojosa A, Rincon-Torroella J. Video atlas of neurosurgery: contemporary tumor and skull base surgery. 1st ed. Edinburgh and New York: Elsevier; 2017. xxx, 285 p.

[5] Ammirati M, Lamki TT, Shaw AB, Forde B, Nakano I, Mani M. A streamlined protocol for the use of the semi-sitting position in neurosurgery: a report on 48 consecutive procedures. J Clin Neurosci. 2013;20(1):32–4.

[6] Boublata L, Belahreche M, Ouchtati R, Shabhay Z, Boutiah L, Kabache M, et al. Facial nerve function and quality of resection in large and giant vestibular schwannomas surgery operated by retrosigmoid transmeatal approach in semi-sitting position with intraoperative facial nerve monitoring. World Neurosurg. 2017;103:231–40.

[7] Duke DA, Lynch JJ, Harner SG, Faust RJ, Ebersold MJ. Venous air embolism in sitting and supine patients undergoing vestibular schwannoma resection. Neurosurgery. 1998;42(6):1282–6; discussion 6–7.

[8] Gale T, Leslie K. Anaesthesia for neurosurgery in the sitting position. J Clin Neurosci. 2004;11(7):693–6.

[9] Ganslandt O, Merkel A, Schmitt H, Tzabazis A, Buchfelder M, Eyupoglu I, et al. The sitting position in neurosurgery: indications, complications and results. A single institution experience of 600 cases. Acta Neurochir. 2013;155(10):1887–93.

[10] Porter JM, Pidgeon C, Cunningham AJ. The sitting position in neurosurgery: a critical appraisal. Br J Anaesth. 1999;82(1):117–28.

[11] Rath GP, Bithal PK, Chaturvedi A, Dash HH. Complications related to positioning in posterior fossa craniectomy. J Clin Neurosci. 2007;14(6):520–5.

[12] Fathi AR, Eshtehardi P, Meier B. Patent foramen ovale and neurosurgery in sitting position: a systematic review. Br J Anaesth. 2009;102(5):588–96.

[13] Günther F, Frank P, Nakamura M, Hermann EJ, Palmaers T. Venous air embolism in the sitting position in cranial neurosurgery: incidence and severity according to the used monitoring. Acta Neurochir. 2017;159(2):339–46.

[14] Spektor S, Fraifeld S, Margolin E, Saseedharan S, Eimerl D, Umansky F. Comparison of outcomes following complex posterior fossa surgery performed in the sitting versus lateral position. J Clin Neurosci. 2015;22(4):705–12.

[15] Roessler K, Krawagna M, Bischoff B, Rampp S, Ganslandt O, Iro H, et al. Improved postoperative facial nerve and hearing function in retrosigmoid vestibular schwannoma surgery significantly associated with semisitting position. World Neurosurg. 2016;87:290–7.

[16] Cardoso AC, Fernandes YB, Ramina R, Borges G. Acoustic neuroma (vestibular schwannoma): surgical results on 240 patients operated on dorsal decubitus position. Arq Neuropsiquiatr. 2007;65(3A):605–9.

[17] Kaye AH, Leslie K. The sitting position for neurosurgery: yet another case series confirming safety. World Neurosurg. 2012;77(1):42–3.

第4章 器械设备
Instrumentation for Acoustic Neuroma Microneurosurgery

Luciano Mastronardi, Alberto Campione, Guglielmo Cacciotti, Raffaelino Roperto, Fabio Crescenzi, Ali Zomorodi, Takanori Fukushima 著

听神经瘤手术属于颅底外科范畴，在狭窄的空间里进行复杂精细操作，因此极具挑战性。最近几十年相关手术器械设备得到快速发展，这主要得益于不断开拓进取的权威专家及富有创新精神的医疗器械公司。

最重要的听神经瘤手术器械设备分为以下几大类。

- 显微手术器械。
- 手术显微镜。
- 内镜。
- 术中神经电生理监测装置（intraoperative neurophysiological monitoring，IONM）。

一、标准显微手术器械

"机械"显微手术器械被定义为"标准"显微手术器械，与专用切

除肿瘤器械及电动显微器械相区别。

听神经瘤手术的主要操作是解剖分离、切割肿瘤及分块切除。

解剖分离是将肿瘤从周围的脑膜、蛛网膜或神经血管结构中分离出来。处理大听神经瘤时需要利用尖端 2mm、长 14mm 的脑压板轻轻牵拉脑组织以便显露深部结构。为了显露肿瘤界面，需要利用镊子钳夹拉紧肿瘤包膜或蛛网膜，再用显微剪切断蛛网膜链。因此，分离包膜时需要使用 1mm 的显微鳄鱼钳及精细显微剪（直剪、弯剪、Kamiyama 型）[1, 2]（图 4-1）。

开放内听道后切开硬脑膜、分离神经时需要使用 9 件显微器械：

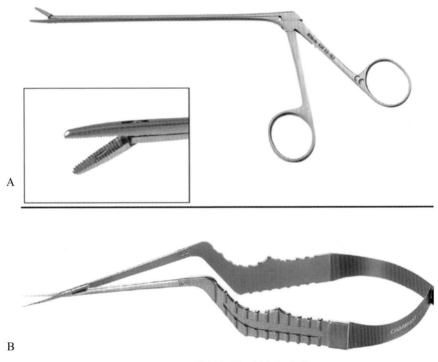

▲ 图 4-1　显微鳄鱼钳及精细显微剪

A. 显微鳄鱼钳，左下角为放大钳头；B. 精细显微剪（刺刀状）（日本富井县靖江市川去町 6-1 夏蒙公司医学部提供）

90°、70° 和 45°Hitzelberger–McElveen 刀，90°、45° 尖钩刀，显微镰状刀，锐性剥离子，0.75mm、1mm 的 90° 杯状刮匙，锐性剥离子可以无损伤地分离神经血管结构（图 4-2）。

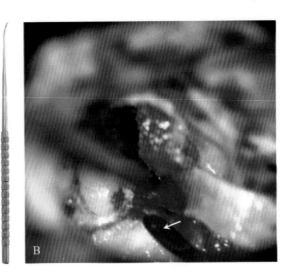

▲ 图 4-2　锐性剥离子

A. 锐性剥离子，比例 0.66 ∶ 1；B. 分离内听道面神经及耳蜗神经，白色箭示锐性剥离子尖端（日本富井县鲭江市川去町 6-1 夏蒙公司医学部提供）

利用显微手术刀切开脑膜、切割肿瘤及肿瘤减容，其中最重要的器械是 Hitzelberger–McElveen 刀（尖端像子弹头），45°、90° 尖钩刀及镰状刀 [1, 2]（图 4-3）。

在内听道这样狭窄区域中分块切除肿瘤需要使用显微刮匙清除肿瘤碎块，最常用的是不同直径环形刮匙和杯状刮匙 [1, 2]（图 4-4）。

二、电动显微器械

听神经瘤手术中最重要的操作是精确止血以便保持干净无血术野，

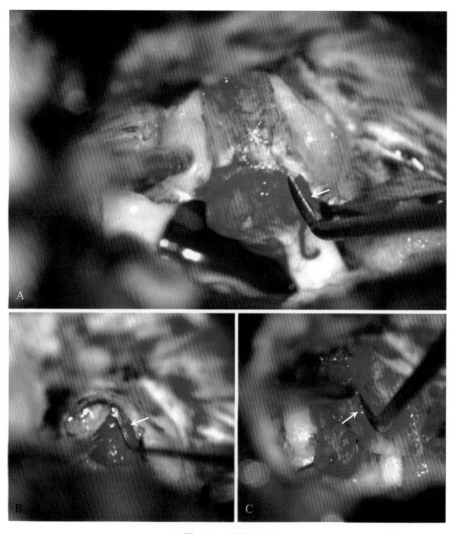

▲ 图 4-3　显微手术刀

A. 磨除骨质后切开内听道脑膜，白箭示 45° 尖钩刀；B. 内听道内分离面神经及耳蜗神经，白箭示 Hitzelberger-McElveen 刀（尖端像子弹头）；C. 分离内听道，白箭示 90° 尖钩刀

为此术者需准备三种双极电凝：一种银质锁孔双极（尖端 0.4mm），可有效电凝富血听神经瘤；一种东京设计双极，尖端长 2mm、宽 0.2～0.3mm，包括 0°、15°、30° 和 45° 四种规格；最后还需要一种意大利设计双极，包括银质尖端 0.15mm、0.2mm、0.25mm 和 0.3mm 四种规格。

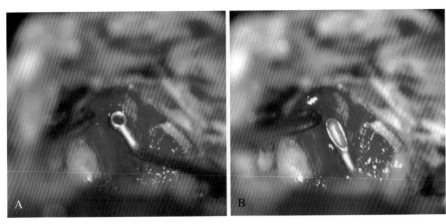

▲ 图 4-4　显微刮匙

A. 1mm 环形刮匙；B. 杯状刮匙

　　新型可弯曲手持 2μ- 铥激光纤维可以用于止血、切开脑膜及肿瘤包膜、肿瘤消融及减容。我们使用的是德国凯特林堡林道生产的 RevoLix™ 丽莎激光[3, 4]（图 4-5）。2μ- 铥激光波长只有 2μm，多余的能量可以被冲洗液吸收，不会影响激光纤维尖端 3mm 以外的组织，组

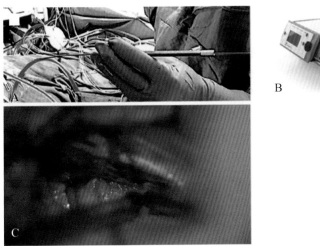

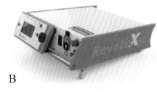

▲ 图 4-5　手持可弯曲 2μ- 铥激光纤维

A. 可弯曲石英光纤探针；B. 控制器（德国凯特林堡林道市阿尔伯特爱因斯坦大街福尔曼堡泰希曼公司丽莎激光 RevoLix jr）；C. 术中使用激光

织损伤局限于 0.2～1.0mm，激光纤维束本身很细，有利于提供清晰的术野。另外，连续激光发射可以避免脉冲激光的爆破效应。

超声吸引器主要用于肿瘤减容及开放内听道，我们使用的是美国迈阿密卡拉马祖史塞克公司生产的 Sonopet®[3, 4]（图 4-6）。基本原理是通过振动在目标组织上施加高低不同的压力峰：细胞在高压下收缩、负压下扩张，最终导致细胞破坏。这一过程具有高选择性，因为富水组织更容易气化，胶原蛋白及纤维蛋白随超声波产生共振，而血管和神经却不受影响。特制消融刀头在接触钙化组织和纤维组织时可以消除共振：消融刀头将组织中的纤维蛋白分解，然后气化。

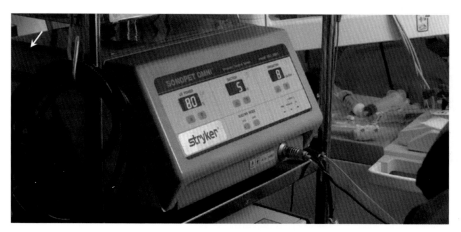

▲ 图 4-6　超吸刀
控制器上显示电量、吸引及冲洗（Sonopet®, Stryker, Kalamazoo, MI, USA）

三、内镜

显微镜下无法直视内听道底，内镜却可以消灭这个死角，在内镜辅助下术者可望做到听神经瘤全切除。30°～70° 硬质内镜已广泛应用于各个手术团队[5]，但我们最近开始使用 4mm 软管内镜（4mm×65cm，Karl Storz，Inc.）（图 4-7）。软管内镜的主要优势是，可以通过近端控制器调整远端镜头角度，便于探查和观察肿瘤残体。

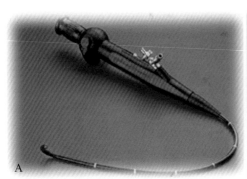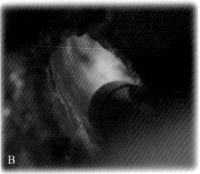

▲ 图 4-7

A. 软镜；B. 软镜进入内听道（引自 World Neurosurgery, 115, Francesco Corrivetti, Guglielmo Cacciotti, Carlo Giacobbo Scavo, Raffaelino Roperto, Luciano Mastronardi, Flexible Endoscopic-Assisted Microsurgical Radical Resection of Intracanalicular Vestibular Schwannomas by a Retrosigmoid Approach: Operative Technique, Pages No. 229.233, 2018, 经 Elsevier 许可）

四、术中神经电生理监测装置

术中面神经监测包括直接电刺激器和自发记录的肌电图描记（electromyography，EMG）。电刺激由中央控制器发出，通过单极或双极探针到达靶神经，然后在中央控制器或显示器记录反应。我们中心使用的是法国卡尔博纳 Innopsys 公司生产的 Nimbus I-Care[3, 4, 6, 7]，本书另一作者使用的是美国明尼阿波利斯美敦力公司生产的 NIMNeuro® 3.0。探针使用一般原则为未显露面神经时利用单极探针找寻面神经，而需要确认面神经解剖结构、保留功能时使用双极探针。

术中听神经监测常用 ABR，可以通过短纯音和 clicks 声等特殊刺激引出来。然而，由于刺激声是自然声，而耳蜗基底膜在不同时刻引起振动位置不同，导致 ABR 产生拖尾效应，很难用于术中神经电生理监测。CE-Chirp® 刺激器在这一领域进行了创新：同时刺激全部基底膜区域，因此可产生大振幅波以便分析 [6, 7]。我们中心使用的是丹麦国际听力公司生产的 Eclipse EP15 ABR 系统，采用 CE-Chirp® 技术。

参考文献

[1] Sameshima T, Mastronardi L, Friedman AH, Fukushima T. Microanatomy and dissection of temporal bone for surgery of acoustic neuroma and petroclival meningioma. 2nd ed. Raleigh: AF Neurovideo, Inc.; 2007.
[2] Wanibuchi M, Fukushima T, Friedman AH, Watanabe K, Akiyama Y, Mikami T, et al. Hearing preservation surgery for vestibular schwannomas via the retrosigmoid transmeatal approach: surgical tips. Neurosurg Rev. 2014;37(3):431–44; discussion 44.
[3] Mastronardi L, Cacciotti G, Roperto R, Tonelli MP, Carpineta E. How I do it: the role of flexible hand-held 2μ-thulium laser Fiber in microsurgical removal of acoustic neuromas. J Neurol Surg B Skull Base. 2017;78(4):301–7.
[4] Mastronardi L, Cacciotti G, Scipio ED, Parziale G, Roperto R, Tonelli MP, et al. Safety and usefulness of flexible hand-held laser fibers in microsurgical removal of acoustic neuromas (vestibular schwannomas). Clin Neurol Neurosurg. 2016;145:35–40.
[5] Tatagiba MS, Roser F, Hirt B, Ebner FH. The retrosigmoid endoscopic approach for cerebellopontine-angle tumors and microvascular decompression. World Neurosurg. 2014;82(6 Suppl):S171–6.
[6] Di Scipio E, Mastronardi L. CE-Chirp® ABR in cerebellopontine angle surgery neuromonitoring: technical assessment in four cases. Neurosurg Rev. 2015;38(2):381–4; discussion 4.
[7] Mastronardi L, Di Scipio E, Cacciotti G, Roperto R. Vestibular schwannoma and hearing preservation: usefulness of level specific CE-Chirp ABR monitoring. A retrospective study on 25 cases with preoperative socially useful hearing. Clin Neurol Neurosurg. 2018;165:108–15.

第 5 章　乙状窦后入路
Retrosigmoid Approach

Luciano Mastronardi, Alberto Campione, Guglielmo Cacciotti, Raffaelino Roperto, Carlo Giacobbo Scavo, Ali Zomorodi, Takanori Fukushima　著

乙状窦后入路（retrosigmoid，RS）可直达脑桥小脑角区域（cerebellopontine angle，CPA），便于处理相关神经血管结构，不论肿瘤大小，这是最常用的听神经瘤（vestibular schwannoma，VS）保留听力（hearing preservation，HP）手术入路。然而，究竟是乙状窦后入路还是颅中窝（middle fossa，MF）入路（此处不作介绍）保留听力效果更好，目前仍有争论。

2006 年 Samii 等报道了 200 例手术[1]：肿瘤全切率为 98%，术后 81% 面神经功能评价好或极好，51% 保留听力。他们认为利用乙状窦后入路可以一期、全切小听神经瘤（＜ 20mm），术后神经功能保留完好，术前具有实用听力者（socially useful hearing，SUH）术后可以保留听力。Wanibuchi 等报道 592 例手术[2]：听力保留率 74.1%，其中大型听神经瘤（直径＞ 20mm）听力保留率 53.7%。Scheller 等对 112 例乙状窦后入路听神经瘤手术患者进行长期随访，观察术后听力稳定性及耳蜗神经再生能力[3]：预防性注射尼莫地平与术后耳蜗神经功能保留效果无关；术后早期听力和术后 1 年听力无明显差别，因此，他们认

为术后早期听力可以准确预测未来听力。

Peng 和 Wilkinson 认为小于 65 岁的小听神经瘤患者采用颅中窝入路可长期保留听力 [4]。Satar 等综合分析 11 篇报道颅中窝手术效果的文献 [5]：探讨肿瘤大小与听力保留（1073 例）及术后面神经功能（797 例）的关系。Meta 分析显示肿瘤大小（包括内听道内部分）是影响术后听力保留及面神经功能最主要因素。Anaizi 等分析 78 例乙状窦后入路、经迷路入路或颅中窝入路切除听神经瘤（小于 2cm）效果 [6]，平均随访 3 年，术后 95% 面神经功能 HB Ⅰ级或Ⅱ级，36% 患者具有实用听力。Sameshima 等比较 504 例听神经瘤（小于 1.5cm）患者接受经乙状窦后入路与颅中窝入路效果 [7]：前者 73.2%，后者 76.7%，两者无统计学差异；颅中窝入路术后短暂面神经功能下降更常见（$P < 0.03$），但两种入路术后面神经功能恢复效果均好；颅中窝入路患者中 14% 出现短暂颞叶水肿症状，乙状窦后入路患者中未观察到小脑的不良反应。他们认为尽管两种入路 1 年后听力保留及面神经功能保留效果相似，但乙状窦后入路略有优势。因此对于小听神经瘤而言，尽管随访观察和立体定向放射治疗皆可考虑，但乙状窦后入路仍然是值得推荐的选项，并发症少、听力保留及面神经功能保留效果良好。

一、术前准备、体位及切口

目前最流行的听神经瘤手术中持续腰穿引流十分重要，有助于术中降颅压、术后伤口愈合（引流量约 10cm³/h）[8-10]。麻醉通常采用过度通气、地塞米松 10～20mg、甘露醇 50～100mg。术中监测装置包括

体感电位、面神经监测、脑干诱发电位（需要保留听力时）等，妥善
放置监测电极。

　　患者呈侧卧位（参见第 3 章）。定位浅表标志（图 5-1）包括：①定
位颧弓根，向后水平延伸，此为上项线体表投影（superior nuchal line，
SNL）；②标记乳突尖，经过乳突表面向后做水平延长线，此为下项线
体表投影（inferior nuchal line，INL）；③上、下项线分别为横窦体表
投影的上下界。从乳突上嵴起始，经乳突后方 2cm，下达乳突尖水平，
切制 5cm 长 C 形切口 [2, 11, 12]。切口与上项线的交汇处为星点，对应横
窦乙状窦连接处，横窦、乙状窦为颅骨开窗的上界与前界。

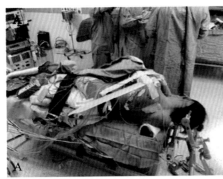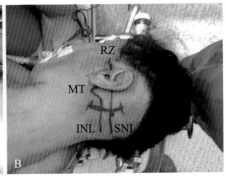

▲ 图 5-1　患者体位及体表标志定位

A. 患者侧卧位；B. 体表标志区域。耳郭后方曲线为切口线，与上项线交点为星点体表投
影，深方为乙状窦横窦连接处（详见正文）。RZ. 颧弓根；MT. 乳突尖；SNL. 上项线；INL.
下项线

　　分离皮瓣，制作双层组织瓣。带蒂的肌筋膜 - 骨膜瓣 [2, 11, 12]，游离
骨膜瓣 3cm×3cm 大小，备用修补硬脑膜（图 5-2），将游离骨膜瓣浸
泡在庆大霉素盐水中 [13]。向下延伸耳后切口至颈部，从枕骨上切开、
分离颈部后方肌肉。利用钝钩向前牵拉、固定皮肤及肌筋膜层，随后
充分显露骨质，定位骨缝。

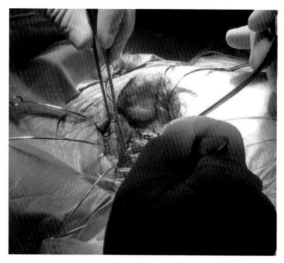

▲ 图 5-2　游离骨膜瓣备用缝合脑膜

二、乙状窦后锁孔入路

利用 4/5mm 粗砂金刚钻在二腹肌沟下角开始钻孔（图 5-3A, 1），显露完整硬脑膜后沿乳突后缘制作一条 5mm 宽纵行骨沟，安全显露乙状窦（图 5-3A, 2）。然后，利用 4mm 粗砂金刚钻分别沿着设计好的骨瓣下缘（枕骨下沟）（图 5-3A, 3）及上缘向后制作横行骨沟，显露乙状窦横窦连接处（图 5-3A, 4）[11]。去除骨瓣，形成 3cm×3cm 骨窗，游离骨窗周围硬脑膜（图 5-3B）。

三、切开脑膜、引流延髓外侧池

半环形切开脑膜、覆盖小脑半球以便牵拉小脑时予以保护 [2, 8, 9]

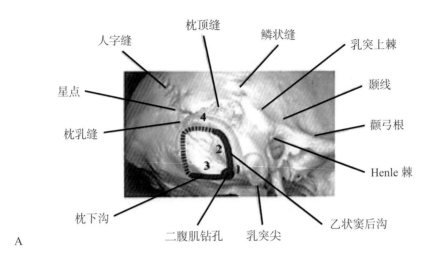

人字缝　星点　枕乳缝　枕下沟　枕顶缝　鳞状缝　乳突上棘　颞线　颧弓根　Henle 棘　乙状窦后沟　二腹肌钻孔　乳突尖

A

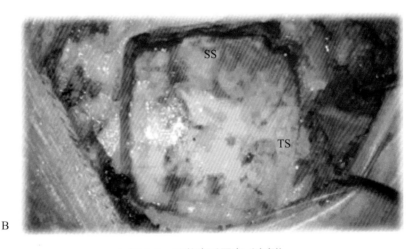

B

▲ 图 5-3　乙状窦后开窗（右侧）

A. 强调开窗边界，数字标注制作骨瓣步骤（详见正文）；B. 去除骨瓣，乙状窦为骨窗前界，横窦为上界。SS. 乙状窦；TS. 横窦（图 A 转自 T. Fukushima, A.Friedman, L.Mastronardi, T.Sameshima, Fukushima's Microanatomy and Dissection of the Temporal Bone – Second Edition, 2007, 经 AF-Neurovideo, Inc. 许可）

（图 5-4）。打开延髓外侧池蛛网膜，引流脑脊液，降低颅内压[1, 2, 8, 9, 11, 12, 14]。插入脑压板（尖端 2mm），固定于牵开器；支撑（而不是牵拉）小脑，显露脑桥小脑角区域。

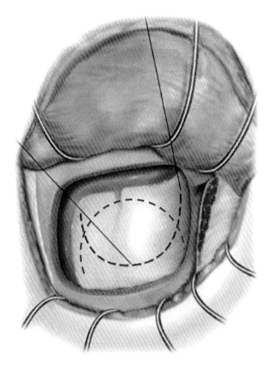

▲ 图 5-4　切开脑膜

黑色虚线显示经典脑膜切口；红色虚线为反向曲线切口，牵拉时脑膜可作为保护垫保护小脑半球（引自 T. Fukushima, A. Friedman, L. Mastronardi, T. Sameshima, Fukushima's Microanatomy and Dissection of the Temporal Bone– Second Edition, 2007, 经 AF–Neurovideo, Inc. 许可）

四、开放内听道

　　需要在岩骨背侧面定位内耳门以便开放内听道，但大听神经瘤很难定位内耳门，此时可借助于硬膜标志：一些垂直皱襞起自下方颈静脉孔，向上延伸 5～7mm，皱襞终止点位于同一水平，此处脑膜与颞骨后壁紧密黏附，此谓 Tübingen 线，此线为内听道下界投影。无法定位内听道时，可以掀起硬膜沿上述标志开放内听道[15]。

　　利用激光（美国丽莎公司生产的手持可弯曲 2μ- 铥激光纤维）将

内耳门后方硬脑膜倒 U 形切开或切除 [8, 9]（图 5-6A），硬脑膜瓣基底靠近内淋巴囊尖所在中央凹 [2, 11]。将倒 U 形切口向中央凹方向扩展6～8mm，基底部在内听道上下方各延伸 2mm（图 5-5）。如果小脑前下动脉（anterior inferior cerebellar artery，AICA）紧密黏附于岩骨脑膜而不是游离于脑桥小脑角，切开脑膜时可能导致血管损伤，此种异常发生概率大约为 6%。此时要将脑膜和小脑前下动脉一同翻起、向中线分离，可以在不损伤动脉的前提下开放内听道 [16]。

利用超吸刀（美国卡拉马祖史塞克公司生产）或电钻开放内听道。

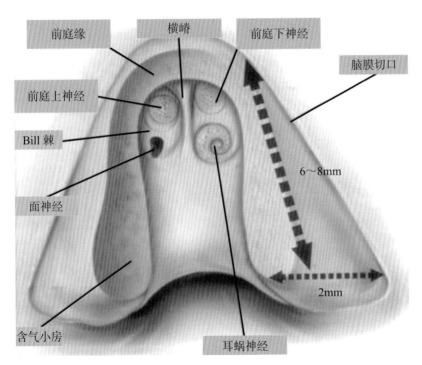

▲ 图 5-5 开放内听道（右侧），定位管内脑神经

横嵴将内听道分为上下两部：上半部分为面神经及前庭上神经，下半部分为听神经及前庭下神经。Bill 嵴又将前庭上神经与面神经分开，正常内听道内可在前上方定位面神经。图中标注数据为脑膜切开尺寸。如图所示内听道应开放的显露横嵴为止（引自 T.Fukushima, A.Friedman, L.Mastronardi, T.Sameshima, Fukushima's Microanatomy and Dissection of the Temporal Bone – Second Edition, 2007, 经 AF-Neurovideo, Inc. 许可）

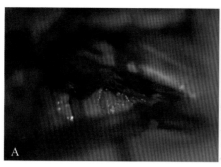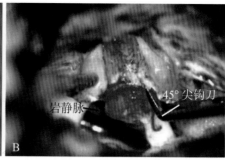

▲ 图 5-6　沿骨缘锐性切开内听道脑膜

A. 激光切除脑膜；B. 使用 45° 尖钩刀切开脑膜，分离岩静脉避免其损伤出血以保持术野清晰

先利用 4mm 粗砂金刚钻磨除内听道周围骨质，再换用小金刚钻轮廓化内听道[2, 8, 9, 11]。去除内耳门上下缘骨质、显露面神经和耳蜗神经非常重要，当肿瘤膨出内听道时最容易在内耳门压迫面神经和耳蜗神经[11]。Ebner 等发现开放内听道时主要风险是损伤内淋巴管（ED）而不是后外侧的内淋巴囊[17]。内淋巴管走行于前庭导水管内侧，连接内淋巴囊及椭圆球囊管。听神经瘤导致岩骨结构改变影响保留内淋巴管，术前需要精心设计。从乙状窦内侧缘到内听道底做一条假想线预测是否容易损伤内耳结构。如果前庭导水管越过这条线，向外磨除内听道后壁时需要考虑保留一个工程角；如果预计开放内听道受限，应准备辅助内镜。

　　沿骨缘锐性切开内听道脑膜，避免脑膜遮挡术者视线[1, 2, 8, 9, 11, 14]（图 5-6B）。明确肿瘤 – 蛛网膜界面，将肿瘤包膜与神经血管结构分离。

五、定位面神经

　　面神经近心端起源于桥延沟外侧、舌咽神经近心端和外侧隐窝脉络丛下方。95% 的面神经呈白色带状走行于下脑桥表面，然后在肿瘤包囊腹侧倾斜向上或向下移行，再移位至腹侧或背侧头端。在一些大肿瘤的腹侧或前方远端，常见面神经移位、分裂或呈扇形分布，因此术者必须从纤细的面神经上精心分离肿瘤包膜，特别是距扩大的内听道下缘 10mm 这一段面神经。术者在内听道底将前庭上、前庭下神经及肿瘤掀起定位白色带状的面神经远心端。利用 0.1mA 双极刺激器确认面神经，刺激面神经可以使用单极（肿瘤表面）或双极（贴近神经时），刺激量可以从 2mA 及以上（在肿瘤包膜定位神经走行）开始到 0.05～0.3mA（贴在神经表面确认功能）[2, 8-10]；如果面神经位于肿瘤背侧有 2～3cm 距离，此时可能需要 5～10mA 刺激才有反应；如果肿瘤包囊壁厚 1～1.5cm，刺激量需要 2～3mA；如果肿瘤包囊壁厚小于 1cm，0.07～1.2mA 刺激即可；如果刺激量为 0.07～0.5mA 就有反应，则说明肿瘤包囊壁很薄（小于 5mm）；如果刺激量为 0.05～0.2mA 就有反应，则说明探针已经接触面神经。31%～52% 面神经位于肿瘤前方，38.5%～48% 位于前上，5.3%～21% 位于前下，0.3%～3.8% 位于背部，十分罕见。面神经监测有利于保留面神经结构及功能完整（参见第 9 章 "术中面神经监测"）。

六、分离肿瘤囊壁、肿瘤中心减容

根据 Fukushima 方法，利用激光纤维[8, 9] 或显微剪 V 形切开肿瘤背侧[2, 8-12]，利用显微剪、显微刮匙、双极、超吸刀、手持激光气化等进行肿瘤减容[8, 9]（图 5-7）。

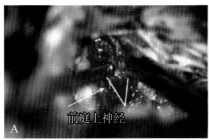
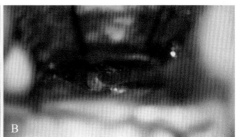
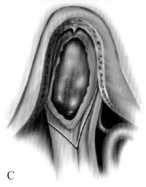

▲ 图 5-7　V 形切开技术

A. 在内听道内侧端前庭上神经、前庭下神经之间 V 形切开。确保前庭下神经外侧端完整，以便保护耳蜗神经，保留听力，两根神经位于同一平面，确定前庭下神经边界也有助于确定肿瘤 - 耳蜗神经界面。本图是利用显微剪做 V 形切口。B. 利用激光作 V 形切口。C. 显示如何利用 V 形切口确定位于包膜下方、前庭神经之间的肿瘤界面（图 C 转自 T. Fukushima, A. Friedman, L. Mastronardi, T. Sameshima, Fukushima's Microanatomy and Dissection of the Temporal Bone– Second Edition, 2007, 经 AF-Neurovideo, Inc. 许可）

　　听神经瘤手术中肿瘤中心减容非常重要，应从肿瘤内部分块切除，尽可能削薄残余肿瘤外壁（2～3mm），以便在不损伤周围神经血管的前提下分离肿瘤囊壁。小而软肿瘤可使用显微剪、吸引器切除，但坚硬肿瘤可选择锋利剪刀切除，大而硬或纤维化肿瘤可使用超吸刀[2, 11]（理想设置：能量 50，吸引 5，冲洗 5）。

七、切除内听道肿瘤

内听道肿瘤部分需分块切除。Hitzelberger-McElveen 神经刀最适合分离内听道底肿瘤（图 5-8C），将肿瘤远端与相邻神经分离，切断肿瘤起源神经，分块切除肿瘤。尽量调低双极电凝能量，避免损伤面神经、耳蜗神经或内听动脉，内听动脉对于保留听力至关重要[1, 2, 8-11, 14]。

显微手术要求视野开阔，但显微镜直视下难以彻底切除内听道底

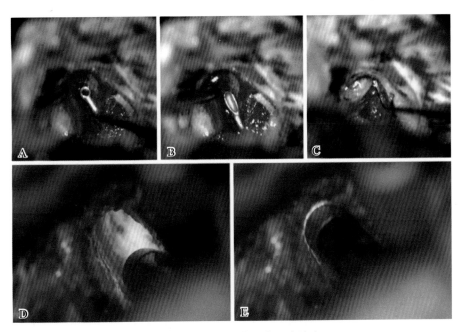

▲ 图 5-8　内听道底分离切除肿瘤

A. 1mm 环形刮匙；B. 1mm 杯状刮匙；C. Hitzelberger-McElveen 刀，从内听道底切除肿瘤必须分块切除，此处号称手术盲区，避免损伤迷路结构以免影响听力保留，同时也要避免牵拉神经，提倡辅助使用内镜，这种显微技术有助于肿瘤完全切除；D、E. 插入软镜进入内听道（引自 World Neurosurgery, 115, Francesco Corrivetti, Guglielmo Cacciotti, Carlo Giacobbo Scavo, Raffaelino Roperto, Luciano Mastronardi, Flexible Endoscopic-Assisted Microsurgical Radical Resection of Intracanalicular Vestibular Schwannomas by a Retrosigmoid Approach: Operative Technique, Pages No. 229.233, 2018, 经 Elsevier 许可）

肿瘤。内镜有望解决这一难题，大多数情况下可以全切肿瘤，术后面神经功能及听力保留效果也令人满意[18, 19]。Kumon 等比较单纯使用显微镜及内镜辅助手术听力保留、面神经功能保留及肿瘤复发等效果，两者均无差异[20]。内镜辅助手术肿瘤全切率显著高于单纯使用显微镜手术，特别是肿瘤向外越过内听道中段者。插入 30° 或 70° 硬质内镜，能够观察整个内听道直至内听道底，明确有无肿瘤残留，内镜辅助有助于完整切除肿瘤。Turek 等利用内镜确认乳突完整性，确认所有开放气房均已封闭[19]。利用内镜辅助技术可以只使用骨蜡封闭而不用肌肉和生物胶填塞，以免形成瘢痕组织影响面神经、耳蜗神经，而且术后随访时也容易与残余肿瘤混淆。

软镜是内镜辅助手术的最新进展，Corrivetti 和 Mastronardi 等应用 4mm 软镜（4mm×65cm，Karl Storz，Inc.）辅助切除 3 例内听道内肿瘤（intracanalicular vestibular schwannoma，ICVSs）[21]。在显微镜及内镜视野下导入软镜，避免损伤脑桥小脑角结构；软镜尖端进入内听道，检查内听道深部是否隐藏肿瘤；如果发现肿瘤残留，则作进一步切除；循环往复直至全切肿瘤。作者认为软镜（4mm×65cm，Karl Storz，Inc.）特别适合处理内听道内肿瘤，软镜尖端可以进入内听道、充分暴露内听道底（图 5-8D 和 E）。

八、切除脑干及脑神经表面囊壁

肿瘤减容后利用显微手术器械切除肿瘤囊壁。在持续面神经、听神经监测（如果要保留听力）下利用常规显微手术器械（锐性剥离器、镰状刀、McElveen 刀、直及弯显微剪、环形及杯状刮匙）从脑干及脑神经表面分离肿瘤 [2, 11]（图 5-9）。

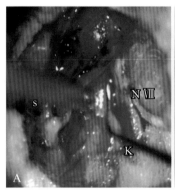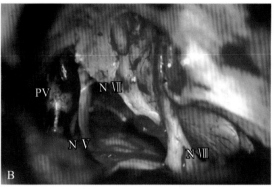

▲ 图 5-9　分离肿瘤包膜显示术毕视野

A. 在内听道平面分离肿瘤包膜；B. 肿瘤切除、彻底止血后术野。s. 锥形泪滴吸引器；K.Hitzelberger-McElveen 刀；PV. 岩静脉；ⅣⅤ. 三叉神经；ⅣⅦ. 面神经；ⅣⅧ. 耳蜗神经

分离耳蜗神经需要特别轻柔，术者可在肿瘤下极确认纤细的黄 - 白色带状耳蜗神经。面神经近心端呈白色，而耳蜗神经由于髓鞘的关系呈淡黄色。若想保留听力，术者不能触碰、推压、牵拉耳蜗神经。确认听神经瘤真性囊壁非常重要，利用止血粉、明胶海绵、1～2mm 脑棉保护脆弱的耳蜗神经，轻柔、锐性分离包膜。如果 BAER 显示 Ⅴ 波幅值降低，术者必须马上停止分离、冲洗等操作，等待 Ⅴ 波恢复。耳蜗神经近心端位于绒球下方，向外走行至内听道底。

利用显微剪或镰状刀自内向外从肿瘤表面锐性分离被挤压的神经，"锐性分离"技术对保留神经功能非常重要，此举可避免牵拉神经。所有蛛网膜黏附肿瘤处均应锐性分离而不要牵拉。肿瘤囊壁与神经粘连严重者不可强行分离，应逐渐削薄直至软化、透明。此种情形术者可考虑在神经表面残留 1～2mm 的肿瘤囊壁[2]。

止血应使用短促电凝而不是持续电凝以免电流传导损伤周围神经。使用双极电凝时可利用棉片隔离、保护神经[2, 11]。利用骨蜡封闭内听道骨壁气房防止脑脊液漏[22]，利用小块肌肉填塞内听道。

九、关闭术腔

将游离自体骨膜瓣内植于缺损处，形成沙漏状填塞[13]。为了确保成功，骨膜瓣应略大于脑膜缺损，以便骨膜瓣可衬在缺损的脑膜之下。然后在显微镜下利用 3-0 丝线将骨膜瓣与硬脑膜自内向外间断缝合[13]。再在骨膜瓣上覆盖可吸收止血材料（Fibrillar Surgicel，Ethicon，J and J，Somerville，New Jersey，USA）、小片外科补片（TachoSil®，Takeda，Japan）和脑膜密封胶（DuraSeal，Covidien LLC，Mansfield，Massachusetts 或 Tisseel，Baxter，Deerfield，Illinois，USA）。所谓外科补片（TachoSil®，Takeda，Japan）由胶原蛋白组成，其内混合凝血酶及纤维蛋白原。一旦接触血液或其他液体，促凝因子激活形成凝块将补片黏附于组织表面，短时间内可以形成一层气 - 液密封层提供保护，防止术后再次出血及脑脊液漏。

所有病例均复位自体骨瓣、钛网修补骨质缺损，利用专用钛钉固定。利用 HydroSet™ 骨水泥（Stryker Inc., Kalamazoo，MI）填塞剩余缺损[13]，逐层关闭切口（图 5-10）。

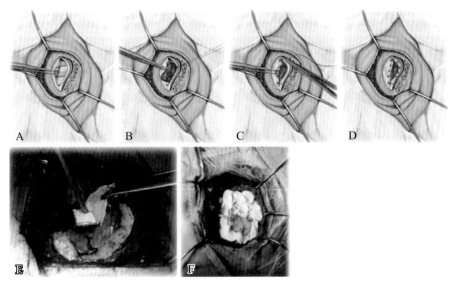

▲ 图 5-10　经典乙状窦后锁孔入路关闭切口图片

A. 分解步骤；B. 将骨膜瓣衬在硬脑膜下方；C. 自内向外；D. 缝合固定；E. TachoSil® 补片修补缺损，形成密封；F. 骨瓣复位，利用螺丝固定（Lorenz, Biomet Microfixation, Jacksonville, Florida, USA），周围注入骨水泥 HydroSet™（Stryker Inc., Kalamazoo, MI）（图 A 引自 Surgical Neurology International, 7:25, Luciano Mastronardi, Guglielmo Cacciotti, Franco Caputi, Raffaelino Roperto, Maria Pia Tonelli, Ettore Carpineta, Takanori Fukushima, Underlay hourglass-shaped autologous pericranium duraplasty in "key-hole" retrosigmoid approach surgery: Technical report, 2016, from Medknow under Creative Commons BY copyright license）

参考文献

[1] Samii M, Gerganov V, Samii A. Improved preservation of hearing and facial nerve function in vestibular schwannoma surgery via the retrosigmoid approach in a series of 200 patients. J Neurosurg. 2006;105(4):527–35.

[2] Wanibuchi M, Fukushima T, Friedman AH, Watanabe K, Akiyama Y, Mikami T, et al. Hearing preservation surgery for vestibular schwannomas via the retrosigmoid transmeatal approach: surgical tips. Neurosurg Rev. 2014;37(3):431–44; discussion 44.

[3] Scheller C, Wienke A, Tatagiba M, Gharabaghi A, Ramina KF, Ganslandt O, et al. Stability of hearing preservation and regeneration capacity of the cochlear nerve following vestibular schwannoma surgery via a retrosigmoid approach. J Neurosurg. 2016;125(5):1277–82.

[4] Peng KA, Wilkinson EP. Optimal outcomes for hearing preservation in the management of small vestibular schwannomas. J Laryngol Otol. 2016;130(7):606–10.

[5] Satar B, Yetiser S, Ozkaptan Y. Impact of tumor size on hearing outcome and facial function with the middle fossa approach for acoustic neuroma: a meta-analytic study. Acta Otolaryngol. 2003;123(4):499–505.

[6] Anaizi AN, DiNapoli VV, Pensak M, Theodosopoulos PV. Small vestibular schwannomas: does surgery remain a viable treatment option? J Neurol Surg B Skull Base. 2016;77(3):212–8.

[7] Sameshima T, Fukushima T, McElveen JT, Friedman AH. Critical assessment of operative approaches for hearing preservation in small acoustic neuroma surgery: retrosigmoid vs middle fossa approach. Neurosurgery. 2010;67(3):640–4; discussion 4–5.

[8] Mastronardi L, Cacciotti G, Roperto R, Tonelli MP, Carpineta E. How I do it: the role of flexible hand-held 2μ-thulium laser fiber in microsurgical removal of acoustic neuromas. J Neurol Surg B Skull Base. 2017;78(4):301–7.

[9] Mastronardi L, Cacciotti G, Scipio ED, Parziale G, Roperto R, Tonelli MP, et al. Safety and usefulness of flexible hand-held laser fibers in microsurgical removal of acoustic neuromas (vestibular schwannomas). Clin Neurol Neurosurg. 2016;145:35–40.

[10] Mastronardi L, Di Scipio E, Cacciotti G, Roperto R. Vestibular schwannoma and hearing preservation: usefulness of level specific CE-Chirp ABR monitoring. A retrospective study on 25 cases with preoperative socially useful hearing. Clin Neurol Neurosurg. 2018;165:108–15.

[11] Sameshima T. Fukushima's microanatomy and dissection of the temporal bone. 2nd ed. In: Sameshima T, editor. Raleigh: AF-Neurovideo, Inc.; 2007. 115 p.

[12] Sameshima T, Mastronardi L, Friedman AH, Fukushima T. Microanatomy and dissection of temporal bone for surgery of acoustic neuroma and petroclival meningioma. 2nd ed. Raleigh: AF Neurovideo, Inc.; 2007.

[13] Mastronardi L, Cacciotti G, Caputi F, Roperto R, Tonelli MP, Carpineta E, et al. Underlay hourglass-shaped autologous pericranium duraplasty in "key-hole" retrosigmoid approach surgery: technical report. Surg Neurol Int. 2016;7:25.

[14] Tatagiba M, Roser F, Schuhmann MU, Ebner FH. Vestibular schwannoma surgery via the retrosigmoid transmeatal approach. Acta Neurochir. 2014;156(2):421–5; discussion 5.

[15] Campero A, Martins C, Rhoton A, Tatagiba M. Dural landmark to locate the internal auditory canal in large and giant vestibular schwannomas: the Tübingen line. Neurosurgery. 2011;69(1 Suppl Operative):ons99–102; discussion ons102.

[16] Tatagiba MS, Evangelista-Zamora R, Lieber S. Mobilization of the anterior inferior cerebellar artery when firmly adherent to the petrous dura mater-A technical nuance in retromastoid transmeatal vestibular schwannoma surgery: 3-dimensional operative video. Oper Neurosurg (Hagerstown). 2018;15(5):E58–9.

[17] Ebner FH, Kleiter M, Danz S, Ernemann U, Hirt B, Löwenheim H, et al. Topographic changes in petrous bone anatomy in the presence of a vestibular schwannoma and implications for the retrosigmoid transmeatal approach. Neurosurgery. 2014;10(Suppl 3):481–6.

[18] Tatagiba MS, Roser F, Hirt B, Ebner FH. The retrosigmoid endoscopic approach for cerebellopontine-angle tumors and microvascular decompression. World Neurosurg. 2014;82(6 Suppl):S171–6.

[19] Turek G, Cotúa C, Zamora RE, Tatagiba M. Endoscopic assistance in retrosigmoid transmeatal approach to intracanalicular vestibular schwannomas—an alternative for middle fossa approach. Technical note. Neurol Neurochir Pol. 2017;51(2):111–5.

[20] Kumon Y, Kohno S, Ohue S, Watanabe H, Inoue A, Iwata S, et al. Usefulness of endoscope-assisted microsurgery for removal of vestibular schwannomas. J Neurol Surg B Skull Base. 2012;73(1):42–7.

[21] Corrivetti F, Cacciotti G, Giacobbo Scavo C, Roperto R, Mastronardi L. Flexible endoscopicassisted microsurgical radical resection of intracanalicular vestibular schwannomas by a retrosigmoid approach: operative technique. World Neurosurg. 2018;115:229–33.

[22] Nonaka Y, Fukushima T, Watanabe K, Friedman AH, Sampson JH, Mcelveen JT, et al. Contemporary surgical management of vestibular schwannomas: analysis of complications and lessons learned over the past decade. Neurosurgery. 2013;72(2 Suppl Operative):ons103–15; discussion ons15.

第6章 经迷路入路
Translabyrinthine Approach

Luciano Mastronardi, Alberto Campione, Guglielmo Cacciotti, Raffaelino Roperto, Carlo Giacobbo Scavo, Ali Zomorodi, Takanori Fukushima　著

　　经迷路入路是通过开放乳突、磨除半规管及前庭打开一个进入内听道的通路（图 6-1）。由于术中损伤膜迷路必然导致术后听力损失，因此仅适合术前丧失听力者。偶有报道经迷路入路后听力长期保留[1, 2]，对此异常结果提出了各种假说，保留了前庭结构可能最可信[1]，但仍需要进一步研究明确其机制。据报道高达 27% 的病例保留了耳蜗神经功

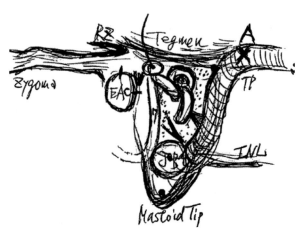

▲ 图 6-1　乳突区域示意图

（图片由 Takanori Fukushima 提供）

能，Kiyomizu 等发现，小肿瘤未到达内听道底者术后耳蜗神经对电刺激反应更好[3]。

倡导经迷路入路者认为此入路可以尽早定位内听道面神经、较少牵拉小脑，可以切除任何大小的肿瘤。Springborg 等报道了历时33 年 1244 例经迷路入路效果[4]，84% 全切肿瘤，70% 术后面神经功能良好（HB Ⅰ、Ⅱ级），高达 14% 脑脊液漏。Lanman[5] 和 Zhang等 [6] 报道大听神经瘤（直径≥ 3cm）全切率分别为 96.3% 和 89.6%，面神经解剖保留率分别为 93.7% 和 87.8%，术后脑脊液漏分别为 1.1%和 7%。

一、体位、切口及骨性标志

患者侧卧位或仰卧位，头偏健侧。耳后 C 形切口，距离耳后沟 2cm；如果肿瘤较大、需广泛显露乙状窦后脑膜，则后移切口位置[7]；切口向下达乳突尖，向上达耳郭上方（或乳突上嵴中点）[8]（图 6-2）。

掀起皮瓣，锐性分离帽状腱膜与乳突骨膜间结缔组织，乳突骨膜上连颞肌筋膜，下连胸锁乳突肌筋膜。制作蒂在前方的肌骨膜瓣：颞肌及筋膜、乳突骨膜、胸锁乳突肌筋膜，用于术后水密缝合切口；切取部分颞肌用于填塞咽鼓管及中耳[7]。前翻肌骨膜瓣，显露外耳道后壁、Henle 棘及颧弓根[8]（图 6-3），显露 Fukushima 乳突外三角，即后方星点、前方颧弓根及下方乳突尖（图 6-3）。

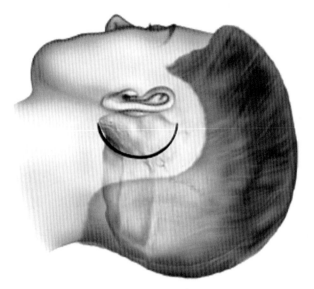

▲ 图 6-2　经迷路入路 C 形切口

（引自 T. Fukushima, A. Friedman, L. Mastronardi, T. Sameshima, Fukushima's Microanatomy and Dissection of the Temporal Bone‑Second Edition, 2007, 经 AF‑Neurovideo, Inc. 许可）

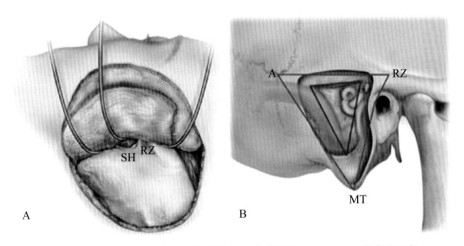

▲ 图 6-3　A. 前翻皮瓣及肌骨膜瓣；B. 蓝线标示 Fukushima 乳突外三角

SH. Henle 棘；RZ. 颧弓根；A. 星点；MT. 乳突尖（引自 T. Fukushima, A. Friedman, L. Mastronardi, T. Sameshima, Fukushima's Microanatomy and Dissection of the Temporal Bone‑Second Edition, 2007, 经 AF‑Neurovideo, Inc. 许可）

二、乳突根治术

利用大号切割钻（5~6mm）磨除乳突骨皮质，先用磨钻在骨质表面勾出边界轮廓。前界略弯曲，从外耳道顶到乳突尖；上界垂直于前界，自颧弓根至星点[9]。两线形成一个斜 T 形作为乳突根治术腔的上界和前界，也是 Fukushima 外三角的上界和前界（图 6-4）；两线交点通常是鼓窦与外半规管的体表投影[8]。

在轮廓线内从上到下、从前向后磨除乳突骨质，显露乳突气房，后方乙状窦表面保留骨质覆盖。为了尽量扩大术野，应磨成碟形术腔以便处理深部病变。利用磨钻轻柔、逐层磨除乙状窦表面骨质，若为优势侧乙状窦损伤可能导致大出血，术前血管造影有助于避免术中过

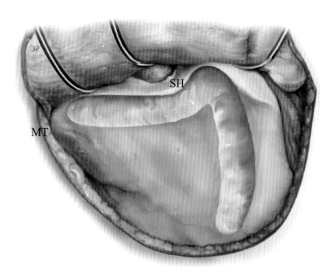

▲ 图 6-4 乳突根治术第一步

根据表面标志先在乳突骨皮质磨出边界轮廓。SH. Henle 棘；MT. 乳突尖（引自 T. Fukushima, A. Friedman, L. Mastronardi, T. Sameshima, Fukushima's Microanatomy and Dissection of the Temporal Bone– Second Edition, 2007, 经 AF–Neurovideo, Inc. 许可）

度轮廓化乙状窦。另外，若为扩大术野后移乙状窦，小乙状窦发生颅内静脉高压的风险较小[8]。

磨除乙状窦后方 1cm 范围骨质，轮廓化乙状窦，向前、上磨除乳突气房，轮廓化颅中窝脑膜（天盖）。继续向前磨除气房，显露骨迷路，此处关键标志为鼓窦，它决定了骨质磨除的前界并定位外半规管[9]。在此深度向下磨除气房，磨除乳突尖气房后显露二腹肌嵴（图 6-5）。二腹肌沟是重要标志，可定位面神经离开颞骨的出口茎乳孔，而茎乳孔就位于二腹肌嵴前内侧[8]。

轮廓化颅中窝脑膜、乙状窦前方后颅窝脑膜及窦脑膜角，利用"蛋壳"技术（仅留一层薄骨壳，可用剥离子剥离骨壳）可以避免损伤脑膜及静脉结构。为了最大限度显露迷路后区域，必须磨除迷路后气房（保留骨迷路完整），利用小号金刚钻（2～3mm）磨除迷路周围气房。

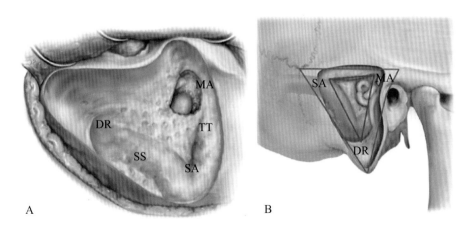

▲ 图 6-5 乳突根治术第二步

A. 磨除乳突气房，轮廓化乙状窦。沿着鼓窦显露颅中窝硬脑膜（天盖），碟形术腔下界为二腹肌嵴。B. 红线标示 Fukushima 乳突内三角，显示乳突根治术野。MA. 鼓窦；TT. 天盖；SA. 窦脑膜角（位于乙状窦及天盖之间）；SS. 乙状窦；DR. 二腹肌嵴（引自 T. Fukushima, A. Friedman, L. Mastronardi, T. Sameshima, Fukushima's Microanatomy and Dissection of the Temporal Bone– Second Edition, 2007, 经 AF-Neurovideo, Inc. 许可）

开放鼓窦后首先定位外半规管，其前下 1~2mm、平行走行者为鼓室段面神经（图 6-6）。从外半规管向下追踪至二腹肌嵴，可显露粉红色面神经乳突段（图 6-6）。

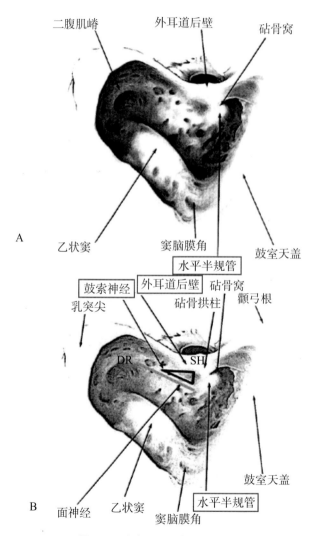

▲ 图 6-6 乳突根治术第三步、第四步

A. 第三步。水平（外）半规管位于鼓窦深面，可以作为追踪面神经鼓室段的标志。B. 第四步。从水平（外）半规管至二腹肌嵴的粉色线标示面神经第二膝及乳突段（如图）。此线可作为三角形的一条边：上界为水平半规管，前界为外耳道后壁（鼓索神经），此三角为面神经隐窝。SH. Henle 嵴；DR. 二腹肌嵴

前方的外耳道内侧 12～15mm 即为面神经管，因此，磨除前方骨质时需极力避免损伤面神经管。利用外半规管为标志谨慎显露迷路前方的面神经，利用金刚钻轮廓化第二膝至茎乳孔处面神经，保留面神经骨壳以免损伤面神经（图 6-7）。操作过程需持续大量冲洗，消除钻头热量[8]。

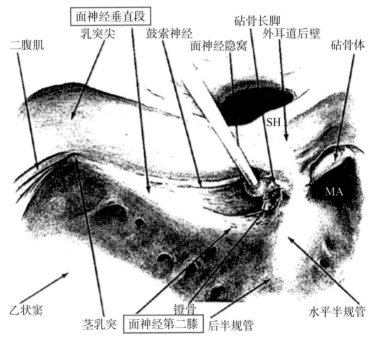

▲ 图 6-7　乳突根治术第五步

轮廓化面神经第二膝及垂直段，轮廓化垂直段前缘显露面神经隐窝（图中正在显露）。SH. Henle 棘；MA. 鼓窦

三、完成迷路后乳突根治术

在第三个同时也是最深的乳突三角范围内磨除迷路，此三角为

MacEwen 三角（道上三角）。这个区域位于 Fukushima 乳突内三角范围内，主要标志仍然是鼓窦：上界为鼓窦至窦脑膜角连线的一半，前界为鼓窦至二腹肌嵴连线的一半，后下界为经过后半规管的斜线（图 6-8）。

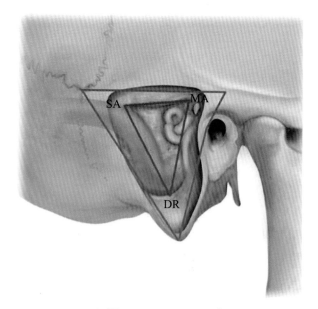

▲ 图 6-8　MacEwen 三角

MacEwen 三角标志着显露膜迷路的范围。MA. 鼓窦；DR. 二腹肌嵴；SA. 窦脑膜角（引自 T. Fukushima, A. Friedman, L. Mastronardi, T. Sameshima, Fukushima's Microanatomy and Dissection of the Temporal Bone– Second Edition, 2007, 经 AF–Neurovideo, Inc. 许可）

暴露半规管可能非常困难：迷路结构非常精细，过多磨除周围骨质可能损伤迷路。为避免上述情况需要轮廓化半规管直至显露半规管透明蓝线。另外，磨除半规管影响术中定位，此时如图 6-9 所示局部解剖示意图可能有用。

继续向后磨除，定位后半规管，面后气房位于后半规管下方至颈静脉球穹顶。磨除面后气房，轮廓化颈静脉球[8]（图 6-10）。

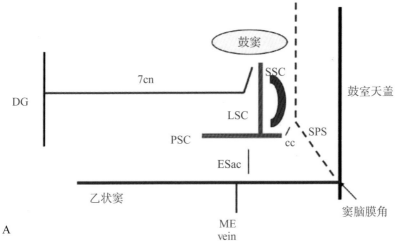

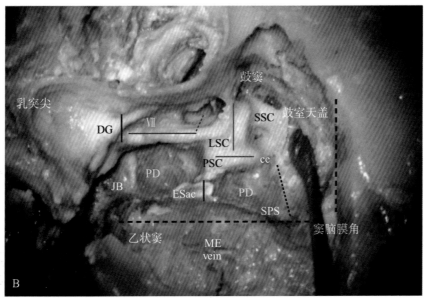

▲ 图 6-9　垂线规律

A. 局部解剖示意图标示多条平行线及垂直线，中央主要标志为鼓窦和外半规管，鼓窦开放后可显露外半规管。外半规管后方与其垂直者为后半规管，上半规管与后半规管构成总脚，向上可显露岩上窦、颅中窝脑膜或鼓室天盖。天盖向后延伸覆盖乙状窦形成窦脑膜角。乙状窦前后有两个垂直结构：内淋巴囊及乳突导静脉。面神经鼓室段位于外半规管前下方与之平行，平行于乙状窦下行，垂直终结于二腹肌嵴水平。B. "手术"照片叠加示意图显示左侧乳突根治术。彻底轮廓化后显露乙状窦前脑膜，轮廓化乙状窦包括颈静脉球。LSC. 外半规管；PSC. 后半规管；SSC. 上半规管；cc. 总脚；SPS. 岩上窦；ESac. 内淋巴囊；ME vein. 乳突导静脉；JB. 颈静脉球；DG. 二腹肌嵴；7cn. 面神经；PD. 乙状窦前脑膜

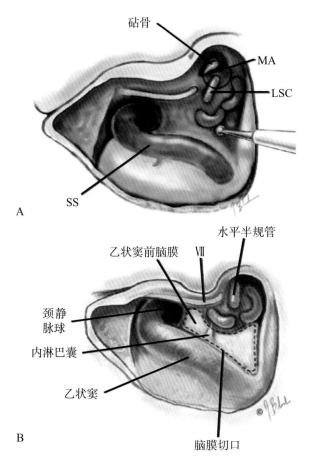

▲ 图 6-10　**A.** 磨除面后气房显露颈静脉球；**B.** 显露乙状窦前脑膜，完成乳突根治术
MA. 鼓室；LSC. 外半规管；SS. 乙状窦；Ⅶ. 面神经（引自 T. Fukushima, A. Friedman, L. Mastronardi, T. Sameshima, Fukushima's Microanatomy and Dissection of the Temporal Bone–Second Edition, 2007, 经 AF-Neurovideo, Inc 许可）

四、迷路后入路

　　显露乙状窦前硬脑膜，与乙状窦、岩上窦平行切开硬脑膜。向前牵拉脑膜，显露脑桥小脑区听神经瘤及面神经、听神经，可见后组脑神经[8]（图 6-11）。切开脑膜后利用脑棉保护小脑。定位、保护肿瘤囊

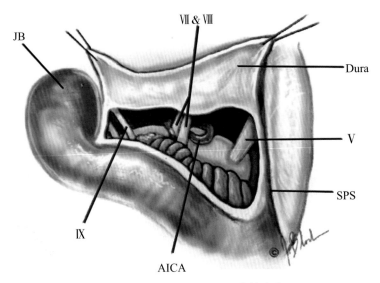

▲ 图 6-11　切开左侧乙状窦前脑膜

如何不牵拉小脑即能清晰地看到脑干及脑神经值得关注，这正是推崇联合经迷路入路及迷路后入路者所述主要优势之一。SPS. 上矢状窦；AICA. 小脑前下动脉；JB. 颈静脉球（引自 T. Fukushima, A. Friedman, L. Mastronardi, T. Sameshima, Fukushima's Microanatomy and Dissection of the Temporal Bone– Second Edition, 2007, 经 AF-Neurovideo, Inc. 许可）

壁表面的蛛网膜鞘非常重要，将其与肿瘤组织分离形成肿瘤界面。定位肿瘤后极，建议使用单极刺激器越过肿瘤囊壁探测面神经近心端。尽早切开肿瘤下方蛛网膜，释放小脑延髓池脑脊液，可以松弛小脑，避免牵拉。根据肿瘤韧性使用环形刮匙或超吸刀做肿瘤减容。在脑桥小脑角自内向外将面神经从肿瘤囊壁分离。持续使用面神经监测可以确定肿瘤周围面神经行程[9, 10]。

五、磨除迷路、开放内听道

首先，磨除外半规管和后半规管。磨除外半规管前端时要小心，此处接近面神经鼓室段，保留外半规管底壁有助于保护面神经；磨除后半规管上端能够显露其与上半规管（superior semicircular canal，SSC）相连的总脚；向前上磨除上半规管[7, 9-11]。后半规管下端通向前庭，磨除前庭外侧壁和底壁，显露前庭导水管，外通内淋巴囊（图6-12）。沿着总脚磨除骨质、开放前庭。前庭内壁是一层分隔内听道的薄壁，对应内听道后界[9]（图6-13）。

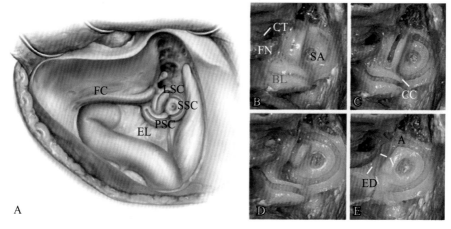

▲ 图 6-12　磨除半规管

A. 完成乳突根治术后示意图。半规管已显露，注意外半规管与面神经管、后半规管与内淋巴囊的毗邻关系。B 至 D. 逐步磨除半规管照片。E. 上半规管壶腹。FC. 面神经骨管；LSC. 外半规管；SSC. 上半规管；PSC. 后半规管；EL. 内淋巴管；CT. 鼓索神经；FN. 面神经骨管内面神经；SA. 弓下动脉；CC. 总脚；V. 前庭；ED. 内淋巴管（图A引自T. Fukushima, A. Friedman, L. Mastronardi, T. Sameshima, Fukushima's Microanatomy and Dissection of the Temporal Bone–Second Edition, 2007, 经AF-Neurovideo, Inc.许可）

　　磨除内听道上方和下方的致密骨质非常重要，180°～270° 轮廓化内听道[7, 10, 11]。但肿瘤较大时神经血管往往位于肿瘤前方，无法直视，此时避免盲目分离肿瘤与神经。为此设计了经迷路入路的岩尖扩展型（Ⅰ型），300°～320° 磨除内听道前方骨质，消灭盲区，直视下手术操作；看清肿瘤前界及其前方的神经血管组织，更安全地分离肿瘤包膜[12-14]。

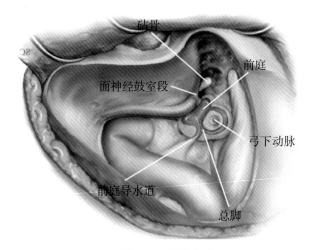

▲ 图 6-13　开放前庭

（引自 T. Fukushima, A. Friedman, L. Mastronardi, T. Sameshima, Fukushima's Microanatomy and Dissection of the Temporal Bone– Second Edition, 2007, 经 AF–Neurovideo, Inc. 许可）

先磨除分隔内听道下壁与颈静脉球穹顶的骨质[13]。如果颈静脉球高位需先将其轮廓化，然后利用骨膜将其向下推移并利用骨蜡予以固定[12-14]。利用小金刚钻磨薄内耳门周围致密骨质轮廓化成骨壳。从内向外轮廓化内听道时应切记内听道内只有 2/3 的区域覆盖脑膜。磨薄内听道底骨质，定位分隔面神经和前庭上神经的横嵴[7, 9-11]。先用显微剥离子去除内耳门周围纸样骨壳，最后去除内听道底表面骨质（图 6-14）。分离内耳门上缘骨质一般比较困难，此处非常接近面神经。

前庭内侧即内听道底，定位分隔前庭神经的横嵴。利用 11# 刀片锐性切开内听道内脑膜。在内听道外侧端定位分隔前庭上神经与前庭下神经的横嵴，分隔面神经与前庭上神经的 Bill 嵴（垂直嵴）。轻微分离前庭上神经，确认 Bill 嵴以便直视面神经，最终确认面神经需使用双极探针（0.05mA）[11]。利用小直角钩将前庭上神经拉断，显露面神经，然后分离前庭下神经与耳蜗神经（图 6-15）。从外向内方式分离内听道

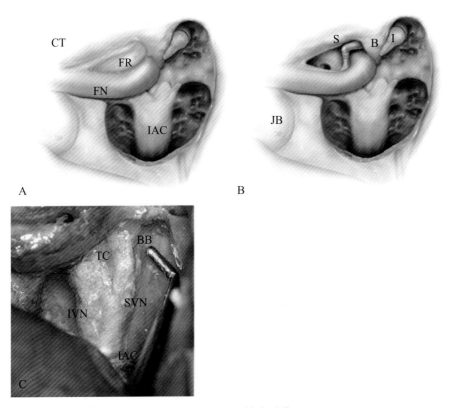

▲ 图 6-14　开放内听道

A. 内听道外侧端示意图。CT. 鼓索神经；FN. 面神经；FR. 面隐窝；IAC. 内听道；B. 面隐窝开放后内听道外侧端示意图，注意听骨链。I. 砧骨；B. 拱柱；S. 镫骨；JB. 颈静脉球；C. 定位横嵴和 Bill 嵴。横嵴分隔前庭上神经与前庭下神经。内侧端内听道有脑膜覆盖。TC. 横嵴；BB. Bill 嵴；IVN. 前庭下神经；SVN. 前庭上神经（图 A、B 引自 T. Fukushima, A. Friedman, L. Mastronardi, T. Sameshima, Fukushima's Microanatomy and Dissection of the Temporal Bone – Second Edition, 2007, 经 AF–Neurovideo, Inc. 许可）

内容物与面神经后予以切除[7, 9-11]。若想保留听力需要保留耳蜗神经。

六、关闭术腔

摘除砧骨，将颞肌经上鼓室填塞咽鼓管，减少发生脑脊液漏的可

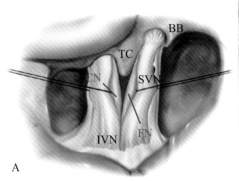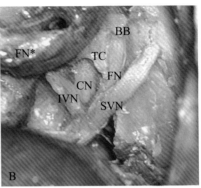

▲ 图 6-15 分离内听道内容物

A. 位于前庭神经之间的横嵴示意图。Bill 嵴可作为标志确认前庭上神经与面神经的分离界面，此处以红色指示耳蜗神经。B. 从面神经上分离内听道内组织，面神经向外侧走行进入面神经管。TC. 横嵴；BB. Bill 嵴；CN. 耳蜗神经；SVN. 前庭上神经；IVN. 前庭下神经；FN. 面神经（图 A 引自 T. Fukushima, A. Friedman, L. Mastronardi, T. Sameshima, Fukushima's Microanatomy and Dissection of the Temporal Bone– Second Edition, 2007, 经 AF–Neurovideo, Inc. 许可）

能性。缝合脑膜，将自体（腹部）脂肪切成条状塞入脑膜间隙防止脑脊液漏[8]，但不要把脂肪填入脑桥小脑角。Liu 等报道 8 例患者采用自体阔筋膜修复乙状窦前脑膜缺损，避免脂肪填塞直接压迫面神经和脑干[15]，他们将阔筋膜缝合在乙状窦前脑膜缺损上支撑乳突腔内填塞的脂肪。

将预先制作的肌骨膜瓣紧密缝合、覆盖术腔脂肪，双层缝合耳后切口。

参考文献

[1] Tringali S, Bertholon P, Chelikh L, Jacquet C, Prades JM, Martin C. Hearing preservation after modified translabyrinthine approach performed to remove a vestibular schwannoma. Ann Otol Rhinol Laryngol. 2004;113(2):152–5.

[2] Tringali S, Ferber-Viart C, Gallégo S, Dubreuil C. Hearing preservation after translabyrinthine

approach performed to remove a large vestibular schwannoma. Eur Arch Otorhinolaryngol. 2009;266(1):147–50.

[3] Kiyomizu K, Matsuda K, Nakayama M, Tono T, Matsuura K, Kawano H, et al. Preservation of the auditory nerve function after translabyrinthine removal of vestibular schwannoma. Auris Nasus Larynx. 2006;33(1):7–11.

[4] Springborg JB, Fugleholm K, Poulsgaard L, Cayé-Thomasen P, Thomsen J, Stangerup SE. Outcome after translabyrinthine surgery for vestibular schwannomas: report on 1244 patients. J Neurol Surg B Skull Base. 2012;73(3):168–74.

[5] Lanman TH, Brackmann DE, Hitselberger WE, Subin B. Report of 190 consecutive cases of large acoustic tumors (vestibular schwannoma) removed via the translabyrinthine approach. J Neurosurg. 1999;90(4):617–23.

[6] Zhang Z, Wang Z, Huang Q, Yang J, Wu H. Removal of large or giant sporadic vestibular schwannomas via translabyrinthine approach: a report of 115 cases. ORL J Otorhinolaryngol Relat Spec. 2012;74(5):271–7.

[7] Arriaga MA, Lin J. Translabyrinthine approach: indications, techniques, and results. Otolaryngol Clin North Am. 2012;45(2):399–415, ix.

[8] Sameshima T, Mastronardi L, Friedman AH, Fukushima T. Microanatomy and dissection of temporal bone for surgery of acoustic neuroma and Petroclival meningioma. 2nd ed. Raleigh: AF Neurovideo, Inc.; 2007.

[9] Roche PH, Pellet W, Moriyama T, Thomassin JM. Translabyrinthine approach for vestibular schwannomas: operative technique. Prog Neurol Surg. 2008;21:73–8.

[10] Nickele CM, Akture E, Gubbels SP, Başkaya MK. A stepwise illustration of the translabyrinthine approach to a large cystic vestibular schwannoma. Neurosurg Focus. 2012;33(3):E11.

[11] Bennett M, Haynes DS. Surgical approaches and complications in the removal of vestibular schwannomas. Otolaryngol Clin N Am. 2007;40(3):589–609, ix–x.

[12] Angeli RD, Piccirillo E, Di Trapani G, Sequino G, Taibah A, Sanna M. Enlarged translabyrinthine approach with transapical extension in the management of giant vestibular schwannomas: personal experience and review of literature. Otol Neurotol. 2011;32(1):125–31.

[13] Ben Ammar M, Piccirillo E, Topsakal V, Taibah A, Sanna M. Surgical results and technical refinements in translabyrinthine excision of vestibular schwannomas: the Gruppo Otologico experience. Neurosurgery. 2012;70(6):1481–91; discussion 91.

[14] Jayashankar N, Morwani KP, Sankhla SK, Agrawal R. The enlarged translabyrinthine and transapical extension type I approach for large vestibular schwannomas. Indian J Otolaryngol Head Neck Surg. 2010;62(4):360–4.

[15] Liu JK, Patel SK, Podolski AJ, Jyung RW. Fascial sling technique for dural reconstruction after translabyrinthine resection of acoustic neuroma: technical note. Neurosurg Focus. 2012;33(3):E17.

第 7 章　手术步骤视频剪辑[①]
Video Clips of the Surgical Steps

Luciano Mastronardi, Alberto Campione, Guglielmo Cacciotti, Raffaelino Roperto, Carlo Giacobbo Scavo, Ali Zomorodi, Takanori Fukushima　著

视频 7-1　锁孔开颅术

本例为右侧听神经瘤，Samii 分级 T_{4a}（MRI 显示）。利用 4mm 粗砂金刚钻在乳突后缘磨出 5mm 宽纵向骨槽，安全暴露乙状窦（屏幕顶端）；从骨槽下极向后磨出骨瓣下缘（屏幕右侧）；从骨槽上极向后磨出骨瓣上缘至横窦与乙状窦连接处（屏幕左上角，使用电钻不停冲吸）。

视频 7-2　切开脑膜

先切透脑膜，再打开延髓外侧池蛛网膜，引流脑脊液（00：10）。脑膜切口呈半圆形覆盖小脑，牵拉小脑时脑膜可充当小脑半球保护层（00：22）。从手套上切下矩形薄片，铺放在小脑皮质表面，避免脑棉

---

① 本章视频可登录以下网址获取：https://doi.org/10.1007/978-3-030-03167-1_7

直接接触小脑（00：36）。脑棉吸收脑脊液，进一步松弛小脑。

视频 7-3　定位面神经

脑板向后牵拉小脑，显露脑桥小脑角，显微剥离子分离肿瘤囊壁与脑干之间的蛛网状粘连带（00：05）。单极探针定位近心端面神经（00：10），根据一般规律，面神经多位于肿瘤前方或前上方。最后，在脑干与肿瘤之间放置脑棉（00：25）。

视频 7-4　铥激光 V 形切口

采用 Fukushima 技术利用铥激光纤维在肿瘤背侧做 V 形切口，再肿瘤减容。V 形切口不宜太深，激光纤维尖端接触组织即可。

视频 7-5　开放内听道

利用手持可弯曲 2μ- 铥激光（美国加州丽莎激光公司 RevoLix jr®）在岩骨背面倒 U 形切开内听道口后方脑膜，以内耳门为基底部。倒 U 形切口向内耳门方向延伸 6～8mm，再将切口两端向内听道上下方各延伸 2mm（00：02）。利用锐性剥离子分离岩骨背面硬脑膜（00：17）。使用超吸刀（迈阿密卡拉马祖史塞克公司）开放内听道；使用骨刀时应持续不断冲洗，避免过热损伤神经（00：26）。打开骨性内听道后利用激光纤维分离硬脑膜粘连，切开内听道内硬膜。

视频 7-6　内听道内显微操作

内听道内手术操作包括逐步地显露、分离及分块切除。利用显微剪（Kamiyama 型）切开粘连带或肿瘤组织以便充分显露（00：08）；利用锐性显微剥离子分离肿瘤（00：14）；利用显微剪（00：18）、Hitzelberger-McElveen 刀（子弹头）（00：22）和 1mm 环形刮匙（00：26）分块切除肿瘤；利用吸引器吸除出血或肿瘤碎块（00：29）；利用超吸刀（迈阿密卡拉马祖史塞克公司）（00：38）进一步扩大显露内听道。不断重复上述步骤。

视频 7-7　软镜检查内听道

左侧管内型听神经瘤，Samii 分级 T_1（MRI 显示）。乙状窦后入路，半圆形切开脑膜（00：09），释放脑脊液，松弛小脑，利用显微剥离子分离肿瘤囊壁与脑干之间的蛛网状连接（00：15）。利用手持可弯曲 2μ- 铥激光（美国加州丽莎激光公司 RevoLix jr®）在岩骨背面倒 U 形切开内听道口后方脑膜，利用锐性剥离子分离岩骨背面硬脑膜（00：20）。利用 4mm 金刚钻和超吸刀（迈阿密卡拉马祖史塞克公司）开放内听道（00：29）。激光纤维切开内听道内硬脑膜（00：40）。利用显微剪、剥离子、刮匙、大鳄鱼钳等分离切除肿瘤（00：52）。利用软镜观察内听道最外端有无肿瘤残留（02：14）。利用 1mm 环形刮匙刮除残余肿瘤（02：30）。再用软镜（02：40）确认肿瘤完全切除。

视频 7-8　最终术野图像

完全切除听神经瘤，解除听神经及脑干受压。

第 8 章　160 例手术效果
Results in a Personal Series of 160 Cases

Luciano Mastronardi, Alberto Campione, Guglielmo Cacciotti, Raffaelino Roperto, Carlo Giacobbo Scavo　著

　　本章主要介绍 Luciano Mastronardi 教授领导的意大利罗马圣菲利波内里医院神经外科团队 160 例听神经手术效果，分为三个部分，即术前情况、手术效果及术后随访结果。另外，根据术中应用的技术或设备如软镜、0.3% 稀释罂粟碱、2μ- 铥激光、羟基磷灰石骨（hydroxyapatite，HAC）水泥等分别分析对手术效果及术后功能保留情况的影响。

　　Takanori Fukushima 教授 40 余年治疗 2200 余例患者，其经验不在本文讨论之中。

一、术前资料

　　2010 年 9 月至 2018 年 4 月共有 160 例患者（女 74 例，男 86 例）在本中心接受手术。平均年龄 49.9 岁，男女无统计学差异（平均年龄：女性 51.5 岁，男性 48.5 岁，$P=0.179$ ）。

6 例神经纤维瘤Ⅱ型（neurofibromatosis type 2，NF2），余为单侧听神经瘤。右 72 例，左 88 例。术前 1 个月内接受 MRI 检查。三维测量肿瘤大小（MRI 水平位及冠状位）、以肿瘤最大直径为准，包括肿瘤突入内听道的部分，肿瘤平均大小 23.3mm。23 例（14.4%）为囊性，平均大小 30.9mm，远大于实性肿瘤（22.1mm），两者差异显著（P=0.0003）（表 8-1）。

表 8-1　所有肿瘤、实性肿瘤、囊性肿瘤平均大小

	例 数	平均大小（mm）	统计学差异
全部患者	160	23.3	—
实性肿瘤	137	22.1	
囊性肿瘤	23	30.9	与实性肿瘤比较 P=0.0003

术前根据 House-Brackmann（HB）分级系统评估面神经功能[1]：135 例（84.4%）术前面神经功能完好，HB Ⅰ级；14 例轻度面神经功能下降，HB Ⅱ级；2 例 HB Ⅲ级；3 例 HB Ⅳ级（6 例失访）。

术前、术后 1 周及半年分别进行听力测试：包括纯音测听（pure tone audiometry，PTA）、ABR 及单音节言语测听。采用 AAO-HNS 听力分级标准，根据纯音测听及言语识别率（speech discrimination score，SDS）结果进行分级：A 级：PTA ≤ 30dB 且 SDS ≥ 70%；B 级：PTA ≤ 50dB，SDS ≥ 50%。按 Gardner-Robertson 分级，上述标准分别为Ⅰ级（听力良好）和Ⅱ级（实用听力）[2]，因此，提及"实用"听力（serviceable hearing，SH）意指 AAO-HNS 的 A 级及 B 级。本组病例中 8 例 A 级，48 例 B 级，68 例 C 级，33 例 D 级（6 例失访），换言

之，56 例（35%）术前具有实用听力。文献报道肿瘤大小与术前听力状况密切相关[3]：A 级患者肿瘤尺寸远小于 B 级患者（P=0.005），而 B 级患者肿瘤尺寸又远小于 C 级患者（P=0.0008）和 D 级患者（P=0.002）（表 8-2）。

表 8-2　术前听力与肿瘤平均大小的关系

	例　数	平均大小（mm）	统计学差异
AAO–HNS A 级	8	11.1	
AAO–HNS B 级	48	19.6	与 AAO–HNS A 级比较，P=0.005
AAO–HNS C 级	68	25.3	与 AAO–HNS B 级比较，P=0.0008
AAO–HNS D 级	33	25.9	与 AAO–HNS B 级比较，P=0.002

二、手术资料

1 例经迷路入路，余为乙状窦后入路。肿瘤切除程度通过术中观察结合术后 24～48h 增强 MRI 评估：64 例全切肿瘤，33 例近全切（切除 99%，仅脑干表面残留薄壁），46 例次全切（切除 90%～99%），17 例部分切除（切除＜90%），全切及近全切达到 60.6%。平均手术时间 5h，平均出血＜200ml。

术中注意保留面神经解剖结构，通过双极探针定位面神经 147 例追踪到面神经走行方向：前上型最常见（40.8%），其次是前置型（34.7%）、前下型（23.8%），仅有 1 例位于肿瘤背侧[4]。此数据与我们团队以前报道的研究结果一致[5]。Sameshima 等报道前型最常见（52%），其次是前上型（38.5%）及前下型（5.3%）[6]。

150 例（93.7%）术中面神经解剖结构保留且刺激面神经有反应（包括 1 例经迷路入路者）；4 例虽保留面神经解剖结构但刺激面神经无反应；5 例面神经中断；1 例失访。

64 例（40%）术中保留耳蜗神经且对 ABR 刺激有反应；18 例保留耳蜗神经但对 ABR 刺激无反应；56 例术前具有实用听力者，40 例（71.4%）耳蜗神经解剖结构及功能均得到保留（表 8-3）。

14 例患者在手术结束前辅助使用 4mm 可视软镜（德国图特林根卡尔史托斯 105 型 4mm×65cm），在显微镜视野下置入内镜，避免损伤脑桥小脑角结构。内镜头端进入内听道检查内听道底部有无肿瘤残留；如果发现肿瘤残留，则在显微镜下进一步切除；再次置入内镜确认肿

表 8–3　术中脑神经结构及功能保留

	结构及功能保留	仅保留结构	未保留
面神经（1 例不详）	149/160（93.1%）	5/160（3.1%）	5/160（3.1%）
耳蜗神经（全部病例）	64/160（40%）	18/160（11.3%）	79/160（49.8%）
耳蜗神经（术前具有实用听力病例[a]）	40/56（71.4%）	8/56（14.3%）	8/56（14.3%）

a. 术前听力分级为 AAO–HNS A 级及 B 级的患者

瘤完全切除 [7, 8]。所有内镜辅助手术均做到肿瘤全切及近全切，术后 MRI 确认内听道无肿瘤残留 [7, 8]。

67 例术中使用激光，特别是利用手持激光纤维（丽莎激光 Revolix jr）切开肿瘤包膜及肿瘤减容。功率设定范围为 1～14W。利用 0.9% 生理盐水冲洗冷却纤维。结合双极电凝、显微剪及超吸刀，激光纤维可用于切割、气化及电凝肿瘤包膜及囊内肿瘤。肿瘤减容后利用常规显微器械切除剩余囊壁 [9]。43 例（64.3%）达到全切或近全切，尽管此数据优于无激光辅助手术（58.1%），但两组数据无统计学差异（P=0.435）。

三、术后资料

术后 1 周及半年对面神经进行临床及神经电生理评估。159 例乙状窦后入路者：75 例（47.2%）术后 1 周面神经功能 HB Ⅰ 级，74 例轻度面神经麻痹（HB Ⅱ～Ⅲ级）并在半年后完全恢复正常，即 149 例（93.7%）面神经功能完好或完全恢复，与之前文献报道数据一致 [10-16]。根据面神经走行分析：95% 前上型或前下型患者术后面神经功能为 HB Ⅰ 级，纯粹的面神经前置型则面神经功能预后较差，只有 84% 术后面神经功能为 HB Ⅰ 级（表 8-4）。

术后 1 周及半年听力学检测，包括纯音测听、听性脑干反应及单音节言语测听：56 例术前具有实用听力者，术后 35 例仍有实用听力，听力保留率为 62.5%，与之前不同文献报道数据一致 [11-19]。听力保留者术前肿瘤平均直径为 18mm，显著小于未能保留听力者（P=0.0002）。我们认为术后听力保留与术前听力及肿瘤大小均有关系。

表 8-4　面神经走行与面神经功能保留关系

	前上型（%）	前置型（%）	前下型（%）	背侧型（%）
面神经走行	40.8	34.7	23.8	0.7 [a]
术后 6 个月，面神经功能评级 I 级	95	84	95	0 [a]

a. 1 例患者术后 6 个月，面神经功能得到改善，评级为Ⅲ级

　　63 例患者使用了罂粟碱，肿瘤减容后局部使用 0.3% 罂粟碱以促进神经功能恢复及保护脑神经滋养血管。这些患者术后面神经功能优于其他患者：30 例（43.5%）术后 1 周面神经功能 HB I 级，61 例（96.8%）术后 6 个月面神经功能 HB I 级。至于听力保留，19 例术前具有实用听力中 10 例（52.6%）术后成功保留听力。尽管听力保留率低于全部患者及未使用罂粟碱者，但经卡方检验无统计学差异（P=0.47）。我们无法解释这种现象，需要进一步的研究来阐明罂粟碱在听神经瘤手术的作用。

　　67 例激光辅助手术中，术后神经功能保留结果与全部患者结果一致。26 例（38.8%）术后 1 周面神经功能 HB I 级，术后一过性面神经功能不良与肿瘤大小有关，与我们之前文献报道一致[9]。实际上，术后 1 周面神经功能 HB I 级者肿瘤平均直径为 18mm，而术后面神经功能 HB Ⅱ～Ⅳ级者（术后 6 个月恢复）肿瘤平均直径为 28mm（P=0.0000008）。术后 6 个月，65 例（97%）保留面神经功能，18 例（26.9%）试图保留听力者只有 12 例（66.6%）保留实用听力（表 8-5）。

　　偶有术后并发症，脑脊液漏最常见。159 例乙状窦后入路手术中 17 例（10.7%）发生脑脊液漏，其中 10 例为脑脊液鼻漏，与其他报道

表 8-5　全体患者与使用装置 / 药物辅助者神经功能保留效果比较

	全体患者	罂粟碱组	激光组
术后 1 周，面神经功能评级 I 级	75/159（47.2%）	30/63（43.5%）	26/67（38.8%）
术后 6 个月，面神经功能评级 I 级	149/159（93.7%）	61/63（96.8%）	65/67（97%）
AAO–HNS 分级 A 级及 B 级听力保留率	35/56（62.5%）	10/19（52.6%）	12/18（66.6%）

一致 [20-22]。8 例（5%）伤口感染，其中 4 例再次手术。罕见并发症包括小脑性缄默（2 例）、长期眩晕（7 例）、外展神经麻痹引起复视（5 例）、肺炎（1 例）、脑积水（1 例）。所有神经系统并发症均为暂时性，唯一的 1 例脑积水患者立即实施了脑脊液分流术。

14 例患者在关颅时使用 HAC 骨水泥填补骨瓣之间的空隙，通过钛钉将骨瓣固定。如我们之前报道一样，采用内衬法置入自体骨膜重建硬脑膜 [23]。使用骨水泥者术后无伤口感染及脑膜炎，但有 1 例（7.1%）脑脊液漏。

参考文献

[1] House JW, Brackmann DE. Facial nerve grading system. Otolaryngol Head Neck Surg. 1985;93(2):146–7.
[2] Gardner G, Robertson JH. Hearing preservation in unilateral acoustic neuroma surgery. Ann Otol Rhinol Laryngol. 1988;97(1):55–66.
[3] Hoa M, Drazin D, Hanna G, Schwartz MS, Lekovic GP. The approach to the patient with incidentally diagnosed vestibular schwannoma. Neurosurg Focus. 2012;33(3):E2.
[4] Nejo T, Kohno M, Nagata O, Sora S, Sato H. Dorsal displacement of the facial nerve in acoustic neuroma surgery: clinical features and surgical outcomes of 21 consecutive dorsal pattern cases. Neurosurg Rev. 2016;39(2):277–88; discussion 88.
[5] Mastronardi L, Cacciotti G, Roperto R, Di Scipio E, Tonelli MP, Carpineta E. Position

and course of facial nerve and postoperative facial nerve results in vestibular schwannoma microsurgery. World Neurosurg. 2016;94:174–80.

[6] Sameshima T, Morita A, Tanikawa R, Fukushima T, Friedman AH, Zenga F, et al. Evaluation of variation in the course of the facial nerve, nerve adhesion to tumors, and postoperative facial palsy in acoustic neuroma. J Neurol Surg B Skull Base. 2013;74(1):39–43.

[7] Corrivetti F, Cacciotti G, Scavo CG, Roperto R, Mastronardi L. Flexible endoscopic-assisted microsurgical radical resection of intracanalicular vestibular schwannomas by retrosigmoid approach: operative technique. World Neurosurg. 2018;115:229–33.

[8] Mastronardi L, Cacciotti G, Scipio ED, Parziale G, Roperto R, Tonelli MP, et al. Safety and usefulness of flexible hand-held laser fibers in microsurgical removal of acoustic neuromas (vestibular schwannomas). Clin Neurol Neurosurg. 2016;145:35–40.

[9] Mastronardi L, Cacciotti G, Roperto R, Tonelli MP, Carpineta E, How I. Do it: the role of flexible hand-held 2μ-thulium laser fiber in microsurgical removal of acoustic neuromas. J Neurol Surg B Skull Base. 2017;78(4):301–7.

[10] Cardoso AC, Fernandes YB, Ramina R, Borges G. Acoustic neuroma (vestibular schwannoma): surgical results on 240 patients operated on dorsal decubitus position. Arq Neuropsiquiatr. 2007;65(3A):605–9.

[11] Roessler K, Krawagna M, Bischoff B, Rampp S, Ganslandt O, Iro H, et al. Improved postoperative facial nerve and hearing function in retrosigmoid vestibular schwannoma surgery significantly associated with semisitting position. World Neurosurg. 2016;87:290–7.

[12] Samii M, Gerganov V, Samii A. Improved preservation of hearing and facial nerve function in vestibular schwannoma surgery via the retrosigmoid approach in a series of 200 patients. J Neurosurg. 2006;105(4):527–35.

[13] Samii M, Matthies C. Management of 1000 vestibular schwannomas (acoustic neuromas): the facial nerve–preservation and restitution of function. Neurosurgery. 1997;40(4):684–94; discussion 94–5.

[14] Tatagiba MS, Roser F, Hirt B, Ebner FH. The retrosigmoid endoscopic approach for cerebellopontine-angle tumors and microvascular decompression. World Neurosurg. 2014;82(6 Suppl):S171–6.

[15] Tatagiba M, Roser F, Schuhmann MU, Ebner FH. Vestibular schwannoma surgery via the retrosigmoid transmeatal approach. Acta Neurochir. 2014;156(2):421–5; discussion 5.

[16] Yang J, Grayeli AB, Barylyak R, Elgarem H. Functional outcome of retrosigmoid approach in vestibular schwannoma surgery. Acta Otolaryngol. 2008;128(8):881–6.

[17] Ahsan SF, Huq F, Seidman M, Taylor A. Long-term hearing preservation after resection of vestibular schwannoma: a systematic review and meta-analysis. Otol Neurotol. 2017;38(10):1505–11.

[18] Mazzoni A, Zanoletti E, Calabrese V. Hearing preservation surgery in acoustic neuroma: long-term results. Acta Otorhinolaryngol Ital. 2012;32(2):98–102.

[19] Nakamizo A, Mori M, Inoue D, Amano T, Mizoguchi M, Yoshimoto K, et al. Long-term hearing outcome after retrosigmoid removal of vestibular schwannoma. Neurol Med Chir (Tokyo). 2013;53(10):688–94.

[20] Ansari SF, Terry C, Cohen-Gadol AA. Surgery for vestibular schwannomas: a systematic review of complications by approach. Neurosurg Focus. 2012;33(3):E14.

[21] Bennett M, Haynes DS. Surgical approaches and complications in the removal of vestibular schwannomas. Otolaryngol Clin N Am. 2007;40(3):589–609, ix–x.

[22] Nonaka Y, Fukushima T, Watanabe K, Friedman AH, Sampson JH, Mcelveen JT, et al. Contemporary surgical management of vestibular schwannomas: analysis of complications and lessons learned over the past decade. Neurosurgery. 2013;72(2 Suppl Operative):ons103–15; discussion ons15.

[23] Mastronardi L, Cacciotti G, Caputi F, Roperto R, Tonelli MP, Carpineta E, et al. Underlay hourglass-shaped autologous pericranium duraplasty in "key-hole" retrosigmoid approach surgery: technical report. Surg Neurol Int. 2016;7:25.

第三篇
新技术
New Technologies

第9章 术中面神经监测
Intraoperative Identification and Location of Facial Nerve: Type of Facial Nerve Displacement—How to Use Monopolar Stimulator

Luciano Mastronardi, Alberto Campione, Ali Zomorodi, Ettore Di Scipio, Antonio Adornetti, Takanori Fukushima 著

一、术中面神经识别和定位：位置、走行和功能保留

术中面神经监测（intraoperative facial nerve monitoring，IOFNM）是一种神经电生理学方法，主要目的是将术中面神经实际功能状况告知手术团队从而调整手术操作避免损伤神经。术中面神经功能变化对预测术后面神经功能也有一定价值。

因为局部电刺激可引起神经功能性反应，IOFNM可用于识别面神经并在手术区域追踪神经行程，提示术者减少神经损伤。

最常用的（称为"标准的"）IOFNM技术是直接电刺激（direct electrical stimulation，DES）和自主肌电图（electromyography，EMG）。

术中面神经监测指南

神经外科医师学会最新循证指南建议在听神经瘤手术中常规使用 IOFNM 以改善术后长期面神经功能 [1]，但并未提出最适宜神经生理学技术。目前尚无临床试验直接比较上述三种技术优劣，许多研究显示将它们结合起来似乎是一个明智的选择 [2-5]。

就功能预后而言，指南认为 IOFNM 可准确预测长期面神经功能，特别是术中面神经监测结果良好预示着远期面神经功能良好。然而，神经解剖结构完整保留但面神经监测结果不佳时，并不一定能预测远期面神经功能不佳，因此术中面神经监测结果不佳并不能帮助决定尽早进行神经移植。尽管许多研究报道预测长期面神经功能效果相关因素 [2-4]，但由于缺乏标准化监测和经验性观察早期面瘫患者面神经功能，IOFNM 结果不佳的预测价值目前无法做出定论。因此，术中肌电图面神经反应不佳不能预测术后长期面神经功能不佳。

二、标准技术：基本技术要点

标准 IOFNM 技术基于相同原理和技术设备：通过探针给予电刺激或面神经自发传导、通过记录电极和（或）动作电位探测器记录反应。

IOFNM 使用的电刺激属于矩形脉冲。提前设定在确定时间间隔内（ms）给予确定强度电流（mA），释放等同于脉冲强度和时程的确定电量（C）。刺激器分为两种类型，主要区别是在刺激过程中保持恒定的是电流还是电压，至于应该选择哪一类型仍然存在争议，尚无定论。

刺激探针直接接触目标引出反应。产生电流需要两个电极，但临床存在两种不同刺激装置。单极刺激器的主动电极作用于靶处，参考电极远离目标；双极刺激器两个电极都是主动电极，同时接触目标，在两个电极之间产生电流。两种不同探针产生的电流各有特点：达到响应所需强度、密度分布和局部扩展/分流等均有差异。单极探针通常需要的电流强度是双极探针的2～3倍。电流强度定义为每单位横截面通过的电流量；其分布代表了当前强度在受刺激区域所达到的不同值。单极探针的特点是电流密度分布更好、更有可预测性，导致刺激强度和反应强度之间存在直接相关性，但主要缺点是刺激电流可越过靶组织激活周围任何可兴奋组织导致假阳性反应。与此相反，双极探针目标只在两个电极之间，电流外周扩展微乎其微，从而导致局部刺激更精确，此为这类探针主要优势。双极刺激器的主要缺点是如果电极间缺少电阻组织可导致电流分流，例如术腔冲洗或短暂出血时电流主要通过液体，可导致假阴性反应。简而言之，单极探针灵敏度高，需要高度特异性时使用双极探针更佳。

脑电图（electroencephalography，EEG）铂针电极是IOFNM中最常用记录电极，它能够检测目标肌肉任何位置的活动。多通道电极组合已成为标准肌电图记录装置，它能提高监测灵敏度，包括一对定位于眼轮匝肌和口轮匝肌、分别监测面神经上、下支的双极记录电极（即记录通道）。眼轮匝肌电极应插在眉毛下方外眦处（距眶缘1.5cm）处，口轮匝肌第一电极插入距离口角2cm，第二电极位于上唇或下唇外1cm处。

肌电图主要缺点是由于电凝可产生大量伪影，影响最终判断面神经热损伤。尽管运动检测装置已用于在面部肌肉收缩的基础上识别电凝时异常神经活动，但达不到充分监测。因此，此步骤仍然可能影响面神经功能保留。

面部肌肉活动是肌电图有效记录的基础，因此，以神经肌肉阻滞药为基础的麻醉方案可能干扰电流传导，最终影响监测效果。但是，在气管插管过程中使用短效药物通常被认为是安全的，因为药物在实施手术入路过程中需要 IOFNM 之前已经被清除。

（一）直接电刺激

DES 是利用探针刺激面神经以获得一个触发的肌电图记录反应[6]，电刺激产生的复合肌肉动作电位（compound muscle action potentials，CMAPs）被眼轮匝肌和口轮匝肌内电极记录下来，参考电极位于前额。面部肌肉反应通过扩音器自动监测，可在监视器上观察其波形参数—潜伏期和振幅。DES 的基本原理为当刺激受损的面神经或脑神经出脑干处（root entry zone，REZ）时需要高强度电流才能获得反应。因此，DES 不仅能够进行面神经定位和追踪，而且还能评估面神经解剖和功能的完整性。

1. DES 的面神经定位

在脑桥小脑角定位面神经并无标准方案，明智的做法是开始时选择 1～3mA 刺激量筛选，预计接近面神经时逐步降低刺激强度。实际上，当面神经显露时，即使 0.1～0.2mA 非常温和的刺激也能精确定位，同时保证避免电 / 热损伤和电流扩散。后者是单极探针的主要缺点，其危害并非无关紧要。据估算 1mA 单极刺激可穿越 1mm 颞骨段面神经，而 0.5～0.6mA 单极刺激可穿越 2cm 左右距离，可能引起假阳性反应。定位面神经后，术中间歇使用 DES 以便确认神经走行和神经功能活动。

尽管缺乏目标特异性，探测肿瘤包膜时单极刺激所致电流传导可以帮助外科医师判断，如果刺激没有响应，可以排除神经位于包膜下或神经纤维散布于包膜表面（此为"面神经探测技术"）。事实上，这种探测可以避免损伤走行异常的面神经，特别是面神经背侧走行者。面神经背侧型罕见，但要引起重视，因为必须在神经旁或后方分离切除肿瘤，面神经功能更容易受到手术影响。Nejo 等 [7] 和 Sameshima 等 [8] 报道，面神经背侧型非常罕见（分别占 3.8% 和 0.3%），多见于大中型听神经瘤（分别为 28mm 和 1.5～3cm）。虽然分析术后远期面神经功能未发现面神经背侧型与其他类型之间存在显著统计学差异，但这组病例听神经瘤手术效果具有显著特征：背侧型（D 组）的全切除或近全切除率显著低于非背侧型（ND 组），分别为 38% 和 85.4%（$P < 0.0001$）；相反，D 组再次手术率明显高于 ND 组：分别为 33.3% 和 1.3%（$P < 0.0001$）[7]。Nejo 等进一步分析 D 组，发现面神经形态是影响肿瘤切除程度和再手术率的突出因素，面神经背侧型和神经变形、变宽的病例更难达到完全切除或近完全切除肿瘤，与神经形态完整病例相比，不得不更多再次手术 [7]。虽然 Sameshima 等仅观察到一例背侧型（头侧和尾侧走行），但发现面神经与肿瘤包膜显著粘连，最终术后面神经功能严重下降 [8]。

Sameshima 等报道了多种面神经不同走行方式的完整数据 [8]，分为六种类型：腹侧中央型、腹 - 头侧型、腹 - 尾侧型、头侧型、尾侧型和背侧型，腹侧中央型最常见（52%），其次是腹 - 头侧型（38.5%）和腹 - 尾侧型（5.3%）。尽管按肿瘤直径分类后这种分布规律仍然保持不变，但腹 - 头侧型在大肿瘤中更常见。根据作者的说法，这是一种由于肿瘤生长导致神经移位加重的迹象。头侧型、尾侧型和背侧型罕见，但这些类型面神经与肿瘤包膜粘连更重。有趣的是六种类型术后长期面神经功能无明显差异。事实上，神经走行类型本身并不能作为面部麻痹的预测指标，只有神经与肿瘤包膜的黏附性是相关因素。

在之前的文章中我们将面神经走行分为四种类型——前上型（anterosuperior，AS）、前侧型（anterior，A）、前下型（anteroinferior，AI）、背侧型（dorsal，D）[5, 9]。100 名患者面神经类型分布：前上型最常见（48%），其次是前侧型（31%）和前下型（21%）模式，无背侧型（图 9-1）。

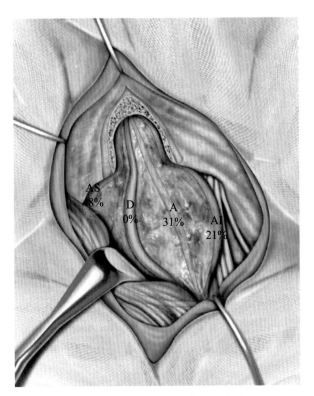

▲ 图 9-1　面神经与肿瘤位置关系

AS. 前上型；D. 背侧型；A. 前侧型；AI. 前下型（引自 World Neurosurgery, 94, Luciano Mastronardi, Guglielmo Cacciotti, Raffaelino Roperto, Ettore di Scipio, Maria Pia Tonelli, Ettore Carpineta, Position and Course of Facial Nerve and Postoperative Facial Nerve Results in Vestibular Schwannoma Microsurgery, Pages No. 174–180, 2016, 经 Elsevier 许可）

本研究发现大肿瘤中面神经前型和前下型更常见，推测由于肿瘤增大所致。事实上，由于听神经瘤最常起源于前庭下神经，因此从逻辑上讲，面神经前上移位可以预料。当然，随着肿瘤生长也可能将神经推向其他方向。面神经前型意味着肿瘤增长趋势更强，术后长期面神经功能恢复率明显低于前上型和前下型。

2. DES 的面神经功能保护及预测指标

电刺激面神经可产生复合肌肉动作电位，肌电图记录的波形特征包括自身潜伏期和波幅。复合肌肉动作电位的波幅与刺激的面神经纤维（通路完整、细胞存活）数量成正比，如果波幅降低，意味着面神经功能有下降风险[6]。Amano 等研究了复合肌肉动作电位波幅与术后早期面神经功能的相关性。切除肿瘤后以 μV 为单位记录刺激脑神经出脑干段后最大反应。观察发现最大反应为 1000μV 者术后出现轻度肌肉麻痹，反应超过 1000μV 者无早期面部麻痹，因此作者提出 1000μV 作为切除肿瘤引起面瘫风险的临界点（"警告标准"）。如果最大响应＜800μV 暂停切除肿瘤（"肿瘤切除限制"）[2]。Duarte-Costa 等集中研究了Ⅳ级听神经瘤患者复合肌肉动作电位波幅与长期面神经功能的相关性[3]，发现预后良好组和预后不良组的平均"近端波幅"（刺激脑神经出脑干段区记录复合肌肉动作电位）存在统计学的显著差异，建议以420μV 为临界点。波幅越大则远期面神经功能越好（House-Brackmann Ⅰ～Ⅱ级，表 9-1），灵敏度为 73%，特异性为 67%；与此相反，波幅越低面神经功能越差，预测准确性为 79%。

刺激不同位置均可获得复合肌肉动作电位，但最重要的是脑神经出脑干段或内听道，术中在脑神经出脑干段诱发的复合肌肉动作电位波幅下降时，在内听道诱发的复合肌肉动作电位波幅几乎保持不变。

表 9-1　**HB 面神经功能分级**

分　级	描　述	大体观	静止状态	运动状态
1	正常	正常	正常	正常
2	轻度功能异常	轻度面肌无力，可有联带运动轻微	正常	口角与额部轻度不对称，稍用力闭眼完全
3	中度功能异常	明显面肌无力，联带运动明显或半面痉挛	正常	口角轻度不对称，用力闭眼可完全闭紧，额部运动减弱
4	中重度功能异常	明显面肌无力和（或）面部变形	正常	口角不对称，闭眼不完全，额部无运动
5	重度功能异常	仅有几乎不能察觉的面部运动	不对称	口角用力后轻微运动，闭眼不完全
6	完全麻痹	无运动	不对称	无运动

引自 House JW, Brackmann DE. Facial nerve grading system. Otolaryngol Head Neck Surg. 1985;93(2):146-7

由于不同个体的绝对幅值不尽相同，解决这个问题的办法是切除肿瘤后计算近心端 / 远心端（如脑神经出脑干段 / 内听道）波幅比，它可以提供一个更标准化的临界值，提醒术者在可能影响面神经功能保留时调整手术策略。Acioly 等报道了不同预测值[6]，比率＞ 30% 预测远期面神经功能良好。但也提出了更复杂的风险分级系统：比率＞ 90% 预示着短期和长期面神经功能均为良好，50%～90% 预示着短期功能结果不佳需要长期康复，比率＜ 50% 甚至可以预测长期结果不良。上述结论与 Duarte-Costa 等研究结果一致[3]，预后良好组和预后不良组之间的比率差异显著；提出了预测听神经瘤术后长期面神经功能不良（Ⅳ级）的临界值，比率 85% 预后良好，比率＜ 44% 预计长期面神经麻痹，敏感性 73%，特异性 78%。Amano 等计算不同类型比率[2]，使用球形单极探针在手术前（对照最大振幅）和切除肿瘤后（最终最大振幅）记录最大反应值。波幅保存率定义为最终最大振幅 / 对照最大振幅，与长期面神经麻痹风险相关。比率＞ 50% 者长期面神经功能不良者不足 5%，因此，提出此值为面神经功能保留风险临界值（警告标准）。与此相反，比率＜ 40% 者长期面神经功能不良的风险显著上升到近 25%，提出此值为停止切除肿瘤的临界值。

另一种监测面神经功能保留的方法不是测试术后多少神经纤维仍然完好无损，而是测量剩余神经纤维传递脉冲的能力。确定引起 EMG 可记录反应的最小电流（阈值），这是一种评价神经活动的半定量方法：阈值越低，神经电传导（神经活力）越高。阈值可低至＜ 0.05～0.1mA，高达 2～3mA 阈值提示预后差[6]。也有报道[10] 严重神经粘连与平均刺激阈值较低有关，因此，肿瘤切除困难也会损害面神经功能，推测可能是因为神经纤维拉伸更易发生神经中断。虽然测量刺激阈值对定性面神经活动提供了一个有趣的视角，但它还不是一个标准化过程，不同的研究利用不同的刺激方案来确定阈值本身。

3. DES 的缺点

利用 DES 获得触发复合肌肉动作电位只能间歇使用，而且计算近心端 / 远心端波幅比的基础是刺激脑神经出脑干区，但刺激只能在脑干处定位面神经后才能进行。这种操作在大肿瘤尤为困难，因为脑干解剖结构已发生变异，大多数手术中难以定位面神经近心端。由于技术原因、解剖结构变异或手术入路等因素导致 30%～35% 的患者无法定位面神经近心端、记录波幅比[6]。

（二）不同步 EMG

持续不同步肌电图记录包括手术操作或自发放电引起的面肌活动反应[6]。肌电图活动也可通过扬声器进行声学监测，以便根据音色识别其特征类型。术中肌电图记录最重要的类型是神经紧张性放电，包括对面神经机械性或代谢性刺激反应的肌肉活动。有趣的是，与触发复合肌肉动作电位相似，受损运动神经不像机械创伤后引发神经紧张性放电。

肌电活动模式分为自发型和诱发型两种。诱发活动与肌电图反应相关，这是外科操作（如 DES、机械创伤和电凝）的直接结果。不同波幅和波形的肌电活动可进一步细分为爆发型、串型和脉冲型[6]。

DES 后可观察到脉冲型，其特征是脉冲声音与电刺激同步。爆发型是最常见肌电图活动，由短的相对同步的持续 100ms 的运动单元电位组成。爆发型是 DES、电凝或冲洗等操作所致，可能是由于机械感受器的特性或面神经的代谢活化导致去极化和激发动作电位。因此，由于严重受伤的神经纤维无法传导电脉冲，爆发活动是面神经功能仍然正常的间接信号。最后，串型特点是持续时间长达数分钟的不同步运动单位电位串。两种串型：高频串（50～100Hz），典型声学品质类似于飞机引擎；低频串（1～50Hz），声音类似于爆米花，比高频串罕见。串活动主要与术中牵拉面神经相关，特别在脑桥小脑角区域由外向内牵引时。串活动可发生于电凝、中度神经损伤、冲洗等刺激后数秒或数分钟。串反应常见于面神经粘连严重或包膜较硬时，此时分离和牵拉神经更易损伤神经。然而，这种延迟并不能在手术操作和肌电图反应之间建立直接的因果关系，实时改变手术策略难以实现。

Romstöck 等介绍了一种更复杂的自发 EMG 活动模式 [11]，特别关注不同类型串活动。他们定义为，与具有一个高峰（振幅）的两相或三相电位相关的峰电位。爆发型定义为一个孤立的复杂叠加峰电位，几个 5000μV 峰、持续几百毫秒，呈梭形方式排列。A 串是一个独特的正弦波形模式，典型的高频声信号总是突然发生，振幅 ≤ 500μV，频率为 60～200Hz，持续时间为数毫秒到数秒；B 串是一个有规律或无规律的单个脉冲或脉冲组成的序列，逐渐发生，持续 500ms 到数小时；C 串特征是连续的肌电图不规则活动。手术器械直接对面神经机械创伤会立即引起峰电位和爆发，B 串和 C 串临床上并不相关。与此相反，A 串的发生与面神经损伤相关。A 串肌电图高度提示存在重复放电，可见于慢性去神经过程和肌肉病变。因此，神经损伤后相应的肌肉细胞可能变得不稳定，提示它们不再受神经支配。A 串的首次发生往往与特定的手术操作相关，尤其是分离脑干附近肿瘤和内听道减压 [6, 11]。

术中不同步肌电图的主要优点是为外科医师提供几乎实时的任何可能导致神经损伤的手术操作反馈。此外，自发肌电图活动可以提示外科医师定位面神经，甚至在其未显露时。这些考虑是正确的：峰电位（或脉冲）和脉冲爆发与机械创伤同时发生，且没有任何相关延迟。但它们与神经损伤并无直接联系，A 串活动是唯一有关者，却有延误。因此，A 串活动可能不是神经保留的可靠参数，但它仍被作为面神经功能预后因素进行研究，尽管文献中缺乏肌电图模式标准化，不能对其作用做出明确结论。尤其是 Romstöck 等明确几乎所有患者术后面神经麻痹影响 A 串活动[11]。计算的敏感性为 86%，特异性为 89%，表明 A 串的发生是术后面神经功能预后不良的一个高度准确的预测指标。A 串活动持续时间中断 10s 被认为是术后面神经功能恶化的一个预测指标[6, 12]；Liu 等调查大型听神经瘤（直径＞30mm）平均串时作为预测指标[4]，发现缺乏 A 串活动者不论是术后短期（3~7 天和 3 个月）还是长期（2 年）面神经功能更佳（HB Ⅰ～Ⅱ），反之亦然。然而，进一步的相关分析表明，平均串时的预测效果仅在短期内显著；虽然作者观察到长串时与长期的面神经损伤之间存在经验相关性，但串时最终并不能作为一个可靠的长期预测指标。

三、面神经运动诱发电位

面神经运动诱发电位（facial motor evoked potential，FMEP）技术是近年来发展起来的一种监测面神经功能的新技术，它克服了常规技术的诸多缺点，可能是 IOFNM 技术中最有前途者[6]。FMEP 的解读并不依赖外科医师定位脑神经出脑干段的能力，更容易识别不同步 EMG 获得的波形记录[6]。

FMEP 包括代表面神经运动皮质区域的刺激和随后记录到的来自同一电极与 DES 及不同步肌电图相关肌肉组的反应。经颅皮质电刺激（Transcranial electrocortical stimulation，TES）是间歇性的听觉脑干诱发电位和体感诱发电位（somatosensory evoked potential，SEP）：将螺旋状电极插入头皮，定位于 CZ（参考电极）和 C3 或 C4（国际 10-20 脑电图系统），分为左、右侧刺激。双极针型电极定位于眼轮匝肌和口轮匝肌真皮下，记录其反应。利用矩形脉冲刺激健侧，其数量和强度未标准化，随着不同方案而变 [6]。

肌肉运动诱发电位的存在表明运动通路上所有结构均得以保留，包括运动皮质、皮质脊髓束、α 运动神经元、面神经和神经肌肉接头。运动诱发电位波幅降低可解释为病理信号，但一些混杂因素可能导致假阳性反应，或许与运动通路功能障碍或技术问题有关。皮质脊髓束损伤、神经根或外周神经损伤、拉伸、缺血或压力都可能导致运动诱发电位波幅降低。神经肌肉阻滞药、刺激失败、头皮水肿可在技术层面干扰脉冲传导 [6]。另一方面，FMEP 记录来源于面神经轴突亚群，非受刺激纤维轻微损伤也可能导致假阴性结果 [6]。

脑桥小脑角和颅底手术结束时最终 / 基线 FMEP 波幅比降低 50%被认为是术后面神经功能预后良好的指标 [6, 13]。这一标准随意性太大，不同患者 FMEP 波幅可有较大变异。Liu 等研究 FMEPs 在大型听神经瘤（直径＞ 30mm）中的作用 [4]，分析术后 3～7 天、3 个月、第 2 年随访结果，发现面神经功能良好者明显高于面神经功能差者（HB Ⅲ～Ⅵ）。

Acioly 等推测即使最终 / 基线 FMEP 波幅比高于 50%，术中 FMEP 波幅变化仍与术后面神经功能相关 [14, 15]。为此他们研究了事件 / 基线

FMEP 波幅比，将 FMEP 波形形态的变化作为预测术后近期和远期面神
经功能的指标 [14, 15]。相关系数分析显示，口轮匝肌 FMEP 波幅比及波
形复杂度与术后即刻及远期面神经功能结果呈显著负相关。因此，在
肿瘤切除过程中 FMEP 波幅及复杂度越高，面神经功能越好 [14, 15]。该
研究证实了基于 FMEP 波幅比改变手术策略，FMEP 消失等波形下降
预示着严重面神经麻痹，且难以恢复 [6, 14, 15]。

参考文献

[1] Vivas EX, Carlson ML, Neff BA, Shepard NT, McCracken DJ, Sweeney AD, et al. Congress of neurological surgeons systematic review and evidence-based guidelines on intraoperative cranial nerve monitoring in vestibular schwannoma surgery. Neurosurgery. 2018;82(2):E44–E6.

[2] Amano M, Kohno M, Nagata O, Taniguchi M, Sora S, Sato H. Intraoperative continuous monitoring of evoked facial nerve electromyograms in acoustic neuroma surgery. Acta Neurochir. 2011;153(5):1059–67; discussion 67.

[3] Duarte-Costa S, Vaz R, Pinto D, Silveira F, Cerejo A. Predictive value of intraoperative neurophysiologic monitoring in assessing long-term facial function in grade IV vestibular schwannoma removal. Acta Neurochir. 2015;157(11):1991–7; discussion 8.

[4] Liu SW, Jiang W, Zhang HQ, Li XP, Wan XY, Emmanuel B, et al. Intraoperative neuromonitoring for removal of large vestibular schwannoma: facial nerve outcome and predictive factors. Clin Neurol Neurosurg. 2015;133:83–9.

[5] Mastronardi L, Cacciotti G, Roperto R. Intracanalicular vestibular schwannomas presenting with facial nerve paralysis. Acta Neurochir. 2018;160(4):689–93.

[6] Acioly MA, Liebsch M, de Aguiar PH, Tatagiba M. Facial nerve monitoring during cerebellopontine angle and skull base tumor surgery: a systematic review from description to current success on function prediction. World Neurosurg. 2013;80(6):e271–300.

[7] Nejo T, Kohno M, Nagata O, Sora S, Sato H. Dorsal displacement of the facial nerve in acoustic neuroma surgery: clinical features and surgical outcomes of 21 consecutive dorsal pattern cases. Neurosurg Rev. 2016;39(2):277–88; discussion 88.

[8] Sameshima T, Morita A, Tanikawa R, Fukushima T, Friedman AH, Zenga F, et al. Evaluation of variation in the course of the facial nerve, nerve adhesion to tumors, and postoperative facial palsy in acoustic neuroma. J Neurol Surg B Skull Base. 2013;74(1):39–43.

[9] Mastronardi L, Cacciotti G, Roperto R, Di Scipio E, Tonelli MP, Carpineta E. Position and course of facial nerve and postoperative facial nerve results in vestibular schwannoma microsurgery. World Neurosurg. 2016;94:174–80.

[10] Bozorg Grayeli A, Kalamarides M, Fraysse B, Deguine O, Favre G, Martin C, et al. Comparison between intraoperative observations and electromyographic monitoring data for facial nerve outcome after vestibular schwannoma surgery. Acta Otolaryngol. 2005;125(10):1069–74.

[11] Romstöck J, Strauss C, Fahlbusch R. Continuous electromyography monitoring of motor cranial nerves during cerebellopontine angle surgery. J Neurosurg. 2000;93(4):586–93.

[12] Prell J, Rampp S, Romstöck J, Fahlbusch R, Strauss C. Train time as a quantitative electromyographic parameter for facial nerve function in patients undergoing surgery for vestibular schwannoma. J Neurosurg. 2007;106(5):826–32.

[13] Matthies C, Raslan F, Schweitzer T, Hagen R, Roosen K, Reiners K. Facial motor evoked potentials in cerebellopontine angle surgery: technique, pitfalls and predictive value. Clin Neurol Neurosurg. 2011;113(10):872–9.

[14] Acioly MA, de Aguiar PH, Tatagiba M. Continuous monitoring of evoked facial nerve electromyograms: a new device for an old concept. Acta Neurochir. 2011;153(11):2271–2; author reply 3–4.

[15] Acioly MA, Gharabaghi A, Liebsch M, Carvalho CH, Aguiar PH, Tatagiba M. Quantitative parameters of facial motor evoked potential during vestibular schwannoma surgery predict postoperative facial nerve function. Acta Neurochir. 2011;153(6):1169–79.

第 10 章　听力保留
Hearing Preservation

Luciano Mastronardi, Alberto Campione, Ali Zomorodi, Ettore Di Scipio,
Antonio Adornetti, Takanori Fukushima　著

　　听神经瘤的手术已经从一个死亡风险很高的阶段发展到追求切除肿瘤的同时保留听力和面神经功能。听神经瘤常伴听力下降和耳鸣，但随着 MRI 的广泛应用使得早期发现小肿瘤（小于 2cm）成为可能，因此越来越多的患者可以表现为听力接近正常或具有实用听力。小肿瘤的最佳治疗方案仍有争议、值得继续研究，治疗方案包括观察等待（watchful waiting，WW）、SRS 和显微外科切除（microsurgical resection，MS）[1]。

　　神经外科医师协会（Congress of Neurological Surgeons，CNS）发布的"散发性听神经瘤患者听力保留指南"提出了患者咨询治疗方案时的一些特殊建议[2]，但并未推荐应该选择哪一种方案，突出强调患者自己选择。基于指南的系统性综述比较了上述三种治疗方案随访 2 年、5 年和 10 年后听力保留状况。表 10-1 和表 10-2 分别展示了来源于指南的所有患者听力保留率和 AAO-HNS A 类患者听力保留率的相关数据。AAO-HNS 听力分级基于 PTA 和 SDS 评估[3]：A 级对应 PTA $\leqslant$ 30dB，SDS $\geqslant$ 70%；B 级对应 PTA $\leqslant$ 50dB，SDS $\geqslant$ 50%。上述分级分别对应

表 10–1　总体实用听力保留情况（AAO–HNS 分级 B 级、Gardner–Robertson 分级实用级）

	"等待观察"	立体定向放疗	显微外科手术
术后早期	—	—	概率较低（25%～50%）
术后 2 年	概率高（75%～100%）	概率较高（50%～75%）	概率较低（25%～50%）
术后 5 年	概率较高（50%～75%）	概率较高（50%～75%）	概率较低（25%～50%）
术后 10 年	概率较低（25%～50%）	概率较低（25%～50%）	概率较低（25%～50%）

表 10–2　实用听力保留情况（AAO–HNS 分级 A 级）

	"等待观察"	立体定向放射	显微外科手术
术后早期	—	—	概率较高（50%～75%）
术后 2 年	概率高（75%～100%）	概率较高（75%～100%）	概率较高（50%～75%）
术后 5 年	概率较高（50%～75%）	概率较高（50%～75%）	概率较高（50%～75%）
术后 10 年	数据缺失	概率较低（25%～50%）	概率较低（25%～50%）

Gardner-Robertson 量表定义的 I 级（良好到极好听力）和 II 级（实用听力）[4]。因此，当提到"实用听力"时意指 AAO-HNS 的 A 级和 B 级。

上述数据说明术后听力保留效果主要与是否选择符合条件的患者（如神经外科医师协会发布的听神经瘤手术指南所示）有关：利用颅中

窝入路或乙状窦后入路尝试保留听力手术适用于肿瘤直径＜ 1.5cm、术前听力良好者[5]。

Golfinos 等比较了 399 例中小型听神经瘤（≤ 2.8cm）接受手术和立体定向放射治疗的结果[6]：SRS 保留听力更好、并发症更少，而面神经功能保留均好。综上所述，尽管 SRS 肿瘤控制率、听功能和面神经功能保留均好（尤其是在小型听神经瘤），但并未根治肿瘤。如果这种保守治疗失败，由于接受过放射治疗导致再次手术时神经功能保留效果不尽人意。

单纯考虑听力保留、观察等待和 SRS 等无创方案表面具有的优势，如果从长远来看也可能存在具体问题。实际上，随访观察中即使肿瘤未增大也会出现听力下降[7, 8]；另一方面，系统综述报道放疗后短期内听力维持不变，但中远期可发生进行性、重度听力下降[1, 2, 7, 9, 10]。这些后遗症的数量并不比听力保留手术少[11]，因此，术前具有实用听力者应积极尝试保留听力手术[1]。

现有听力保留手术相关文献在选择理想患者、具体手术技术和平均随访时间等方面缺乏统一标准。Mazzoni 等报道了 1976—2009 年 322 例听力保留手术资料，但不同时期入组标准各异[11]，作者最后提出的标准是术前 AAO-HNS 分级 A 级、肿瘤≤ 10mm、ABR 正常。通过回顾分析发现共有 42 例符合这个标准，其中，48% 保留了 A 级听力，83% 保留了实用性听力。作者根据 PTA 和 SDS 对上述 42 例患者的队列进一步分层；发现术前 PTA ≤ 20dB、SDS ≥ 80% 者 76% 术后保持 AAO-HNS A 级听力。由此可见，肿瘤大小和术前听力状态是术后短期听力良好的最重要预测指标。根据影像学观察，肿瘤引致内听道扩大也有判断预后价值。CT 骨窗显示内听道直径越大，说明肿瘤压迫耳蜗神经越重，术后听觉功能丧失可能性越大。

Yang 等研究乙状窦后入路听觉功能保留情况[12]：回顾性分析了肿瘤小于 20mm、听力为 AAO-HNS A～D 级这组患者的资料。36% 术前具有实用性听力者（与 Mazzoni 相比例数和分组更多[11]）其听力得以保留；如果根据肿瘤大小分组后再分析，则听力保留者增加到 48%，听神经瘤 ≤ 10mm 明显好于大肿瘤（$P < 0.05$）。此外，Yang 等认为术前高频听阈阈值预测术后 PTA 比术前低频听阈阈值和 ABR 的价值更大[12]，特别是 ABR 与术后听力无关。2006 年 Samii 等报道 200 例接受乙状窦后入路者全切率达 98%，51% 保留了听力[13]。他们认为小听神经瘤（直径< 20mm）可以达到全切且一期治愈并可保留神经功能，术前具有实用听力者可以保留听力。

大型听神经瘤手术听力保留效果存在争议，取决于如何定义大型标准。Wanibuchi 等报道 592 例 > 2cm 者听力保留率为 53.7%[14]。Di Maio 等报道 28 例 ≥ 3cm 者听力保留率为 21.4%[15]，术前 AAO-HNS A 类患者听力保留率达到 30.8%。虽然肿瘤大小与最终听力保留结果呈显著负相关，但现有证据强烈提示术前听力与术后听力密切相关，即使那些不严格的队列研究中也是如此。此外，Di Maio 等提出两个独立预后良好指标[15]，术前 MRI 显示内听道底部存在脑脊液；IAC 纵轴前方肿瘤体积 / 肿瘤总体积比值< 35%。

术后短期听力常用于评估外科医师保留耳蜗神经解剖结构的能力，但即使在耳蜗神经完整保留者也有报道出现术后即刻全聋或听力显著下降。此时必须考虑耳蜗本身对诱发和传递电脉冲的作用。事实上，可能发生毛细胞功能丧失，合理的解释是在手术时暴露和损伤了供应耳蜗和耳蜗神经的内听动脉，而听神经受损时完整保留内听动脉极其困难[16]。也有很多更复杂的病例报道，术后成功保留听力但长期随访发现听力衰退[1, 11, 17, 18]。Strauss 等提出手术操作可能导致神经内膜滋养血管的微循环失调[19]。在神经缺血期间和缺血之后微循环失调可导致释放大量谷氨酸，转而导致钙离子流入受损神经元造成细胞死亡。切除肿瘤所致机械性或微血管损伤最初可能只影响耳蜗神经远端部分（反映为 ABR 的 I 波之外其他波出现延迟），然后随着神经变性的进展 I 波逐渐消失。

最近 Ahsan 等对首选手术者远期听力结果进行 Meta 分析显示[1]，如果术后早期保留了实用听力，5 年内极有可能保住听力。术后即刻保听率为 50%～70%，远期平均听力保留率为 70%，35%～49% 接受保听手术者在术后 5 年内将继续保持实用听力（AAO-HNS A 级或 B 级）。上述数据与接受保守治疗的听神经瘤患者长期听力保留水平一致，后者范围在 41%～57% 之间[1]。同时，据报道立体定向放疗后 3 年和 10 年的听力保留率分别为 74% 和 44.5%[8]。Ahsan 等还报道那些术后早期随访 SDS ≥ 89% 者远期听力保留效果更好[1]，这说明即使听力正常的听神经瘤患者首选手术也是合理的。Meta 分析证实只有术前和术后 PTA 结果与长期听力保留有关，这种关系也经 Nakamizo 等证实[18]。

后来有作者分析经乙状窦后入路治疗单侧听神经瘤患者平均随访 5 年的远期听力结果，7 例患者术后 6 个月内复查 PTA，发现其中 2 例患者与术后即刻 PTA 相比其 PTA 听阈降低 ≥ 5dB，末次随访时 PTA 听阈降低 ≥ 15dB；其余 5 例患者术后 6 个月复查时 PTA 下降 ＜ 5dB，最终随访时 PTA 下降 ＜ 15dB（P=0.04）。因此，术后早期 PTA 听阈降低可能有助于预测听功能的远期预后。

Mazzoni 等甚至进行了 6 年以上时间（6～21 年）的更长随访[17]，

他们发现 87% 术后早期听力正常者在长期随访结束时听力保持不变，这意味着 13% 的患者出现了听力减退，与此前一些作者的研究结果完全一致[11]。从全球范围来看，189 例术前为 AAO-HNS A 级或 B 级的患者中 54 例术后短期保住了听力，47 例术后长期保住了听力，短期和长期保听率分别高达 29% 和 25%。虽然效果良好，但作者认为此结果并不优于立体定向放射治疗的长期效果。但值得注意的是，与后来类似的研究相比，本研究中听力保留手术采用的标准不一致且更不严谨[11]，因此，预期长期随访结果应该更好。

术中耳蜗神经监测

根据 CNS 最新指南[20]，术前具有可测听力、肿瘤直径＜ 1.5cm 的听神经瘤患者尝试听力保留手术时应使用术中耳蜗神经监测（intraoperative cochlear nerve monitoring，IOCNM）。至于最佳 IOCNM 技术，目前尚无足够证据表明直接监测听神经优于远场 ABRs[20]。

ABR 是一种需要专用设备的远场诱发电位，全麻后在外耳道内放置一个带 12 英寸塑料管的软耳模并予以密封，表面电极放置在头顶（Cz）和两侧耳垂（A1 和 A2），利用双通道（A1-Cz 和 A2-Cz）引出和收集健侧反应[21, 22]。向患侧发出 31～51Hz、90～100dB 声压的短咔嗒声或音调声，利用 50dB 白噪声掩蔽健耳[21, 22]，术前记录两耳基线反应作为整个手术过程监测的基线。典型 ABR 包括 5～7 个峰，均在给声后 10ms 内产生，临床上前 5 个峰（波 I ～ V）最重要。IV波和V波产生于上脑桥和中脑下部。波 V 往往最粗大，手术期间需要密切监测。V波潜伏期延长超过 0.5ms 或任何波形变化消失时应提醒外科医师[23]。ABR 的主要缺点是反应波幅小于 1μV，因此需要叠加和长时间采集数据才能获得足够的信噪比。因此，ABR 技术的瞬时分辨率较差，且易受术中各种因素干扰，包括切开硬膜、盐水冲洗术野、手术显微镜、高速电钻、超声吸引器等[27]。尽管如此，2016 年 Hummel 等报道 ABR 可以作为预测术后耳蜗神经功能的指标[24]，60% 的病例显示肿瘤切除后 ABR 波形质量是预测听力结果的独立指标，ABR 受到影响可能是切除肿瘤过程中对耳蜗神经的进行性损害，也可能是手术最后阶段从耳蜗神经表面剥离肿瘤包膜时损伤神经[24]。

经典 ABR 的最新进展是 CE-Chirp®ABR（图 10-1），这是一种应用于新生儿听力检测的新型声刺激，旨在增强神经同步性、更快地检测出大波幅 V 波。Claus Elberling 开发的 CE-Chirp® 声刺激与常用的方波短声刺激具有相同的频谱和标准，CE-Chirp® 刺激产生的声能几乎同时到达耳蜗的所有区域[25, 26]。它们的区别在于声音刺激的低、

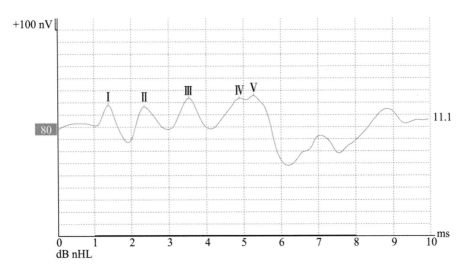

▲ 图 10-1　经典 ABR

（经许可转载，引自 Springer Customer Service Center GmbH: Springer Nature, Neurosurgical Review, CE-Chirp® ABR in cerebellopontine angle surgery neuromonitoring: technical assessment in four cases, Ettore Di Scipio, Luciano Mastronardi, 2015）

中、高频成分的呈现时间不同，这种变化抵消了耳蜗行波力学作用，导致 ABR 波幅增加超过正常听力者相应短声引出的 ABR 波形 [25, 26]（图 10-2）。

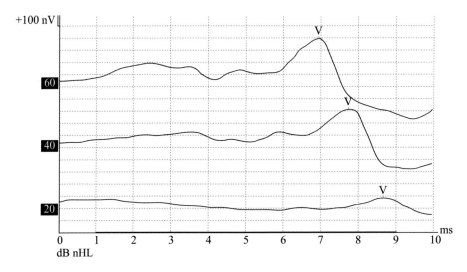

▲ 图 10-2 不同声压 CE-Chirp® ABR

与图 10-1 相比，即使低声压也可引出高强度 V 波（经许可转载，引自 Springer Customer Service Centre GmbH: Springer Nature, Neurosurgical Review, CE-Chirp® ABR in cerebellopontine angle surgery neuromonitoring: technical assessment in four cases, Ettore Di Scipio, Luciano Mastronardi, 2015）

Mastronardi 等初步研究发现在所有患者中经典的 ABR 需要大约 1000 个刺激才能引出一个清晰、可监测的 V 波 [22]，而使用 CE-Chirp®ABR 只需要大约 600 个刺激即可，从而减少了成功刺激所需时间。此外，每次扫描的分析时间为 10s，这使得监测小组能够在 V 波变化或消失时及时提醒外科医师。上述作者进一步研究患者术后听力保留效果，以肿瘤大小为参照，术中使用水平特异性（LS）-CE-Chirp®ABR 监测。选取 25 例术前 AAO-HNS 分级为 A、B 级听力的患者，根据肿瘤大小分为 A 组（≤ 2cm）和 B 组（> 2cm），总保听率为 52%，其中 A 组为 61.5%，B 组为 41.7%（P=0.014），两组之间有显著性差异。

Yamakami 等在乙状窦后入路切除小听神经瘤时使用了一种新设计的颅内电极对耳蜗神经复合动作电位（cochlear nerve compound action potentials，CNAPs）进行连续监测[27]。CNAP 是一种近场诱发电位，颅内电极直接放置于脑池段耳蜗神经上，这种电极将一小簇棉花固定在一根精细、可延展、包裹乌拉坦的导线尖端。根据他们的研究报道，切开硬膜后尽快识别脑池段耳蜗神经[27]，将颅内电极尖端置于脑桥小脑角肿瘤内侧靠近脑桥耳蜗神经根部，然后用小棉片包裹固定，将电极与术野隔开。放好电极后、开始切除肿瘤前记录基线 CNAP，整个硬膜内手术过程中持续监测 CNAPs。

CNAP 是单个耳蜗神经纤维信号的总和。肿瘤压迫耳蜗神经导致单个神经纤维传导阻滞、电信号去同步化，去同步化本身导致振幅下降甚至 CNAPs 消失。耳蜗神经减压可以缓解去同步化导致肿瘤切除后的反应幅度增加[27]，因此，显微外科手术可导致 CNAPs 形态和强度发生动态变化。

Yamakami 等报道 44 例≤ 1.5cm 的听神经瘤患者中 72% 术后具有实用听力[27-29]并得出结论，CNAP 比经典 ABR（方波短声刺激诱发）提供的监测结果更可靠（66% vs. 32%，P < 0.01）[27-29]，保听概率更高[29]。然而，Mastronardi 等在直径≤ 2cm 的听神经瘤手术中只有 61.5% 的保听率[22]，似乎差别不大。这可能说明，尽管 CNAP 比传统 ABR 具有诸多优势，但 CE-Chirp®ABR 没有 CNAP 电极移位的风险，有待进一步研究直接比较两种技术。

参考文献

[1] Ahsan SF, Huq F, Seidman M, Taylor A. Long-term hearing preservation after resection of vestibular schwannoma: a systematic review and meta-analysis. Otol Neurotol. 2017;38(10):1505–11.

[2] Carlson ML, Vivas EX, McCracken DJ, Sweeney AD, Neff BA, Shepard NT, et al. Congress of Neurological Surgeons Systematic Review and Evidence-Based Guidelines on Hearing Preservation Outcomes in Patients With Sporadic Vestibular Schwannomas. Neurosurgery. 2018;82(2):E35–E9.

[3] Committee on Hearing and Equilibrium guidelines for the evaluation of hearing preservation in acoustic neuroma (vestibular schwannoma). American Academy of Otolaryngology-Head and Neck Surgery Foundation, INC. Otolaryngol Head Neck Surg. 1995;113(3):179–80.

[4] Gardner G, Robertson JH. Hearing preservation in unilateral acoustic neuroma surgery. Ann Otol Rhinol Laryngol. 1988;97(1):55–66.

[5] Hadjipanayis CG, Carlson ML, Link MJ, Rayan TA, Parish J, Atkins T, et al. Congress of neurological surgeons systematic review and evidence-based guidelines on surgical resection for the treatment of patients with vestibular schwannomas. Neurosurgery. 2018;82(2):E40–E3.

[6] Golfinos JG, Hill TC, Rokosh R, Choudhry O, Shinseki M, Mansouri A, et al. A matched cohort comparison of clinical outcomes following microsurgical resection or stereotactic radiosurgery for patients with small- and medium-sized vestibular schwannomas. J Neurosurg. 2016;125(6):1472–82.

[7] Hoa M, Drazin D, Hanna G, Schwartz MS, Lekovic GP. The approach to the patient with incidentally diagnosed vestibular schwannoma. Neurosurg Focus. 2012;33(3):E2.

[8] Stangerup SE, Thomsen J, Tos M, Cayé-Thomasen P. Long-term hearing preservation in vestibular schwannoma. Otol Neurotol. 2010;31(2):271–5.

[9] Patnaik U, Prasad SC, Tutar H, Giannuzzi AL, Russo A, Sanna M. The long-term outcomes of wait-and-scan and the role of radiotherapy in the management of vestibular schwannomas. Otol Neurotol. 2015;36(4):638–46.

[10] Prasad SC, Patnaik U, Grinblat G, Giannuzzi A, Piccirillo E, Taibah A, et al. Decision making in the wait-and-scan approach for vestibular schwannomas: is there a price to pay in terms of hearing, facial nerve, and overall outcomes? Neurosurgery. 2018;83(5):858–70.

[11] Mazzoni A, Biroli F, Foresti C, Signorelli A, Sortino C, Zanoletti E. Hearing preservation surgery in acoustic neuroma. Slow progress and new strategies. Acta Otorhinolaryngol Ital. 2011;31(2):76–84.

[12] Yang J, Grayeli AB, Barylyak R, Elgarem H. Functional outcome of retrosigmoid approach in vestibular schwannoma surgery. Acta Otolaryngol. 2008;128(8):881–6.

[13] Samii M, Gerganov V, Samii A. Improved preservation of hearing and facial nerve function in vestibular schwannoma surgery via the retrosigmoid approach in a series of 200 patients. J Neurosurg. 2006;105(4):527–35.

[14] Wanibuchi M, Fukushima T, Friedman AH, Watanabe K, Akiyama Y, Mikami T, et al. Hearing preservation surgery for vestibular schwannomas via the retrosigmoid transmeatal approach: surgical tips. Neurosurg Rev. 2014;37(3):431–44; discussion 44.

[15] Di Maio S, Malebranche AD, Westerberg B, Akagami R. Hearing preservation after microsurgical resection of large vestibular schwannomas. Neurosurgery. 2011;68(3):632–40; discussion 40.

[16] Babbage MJ, Feldman MB, O'Beirne GA, Macfarlane MR, Bird PA. Patterns of hearing loss following retrosigmoid excision of unilateral vestibular schwannoma. J Neurol Surg B Skull Base. 2013;74(3):166–75.

[17] Mazzoni A, Zanoletti E, Calabrese V. Hearing preservation surgery in acoustic neuroma: long-term results. Acta Otorhinolaryngol Ital. 2012;32(2):98–102.

[18] Nakamizo A, Mori M, Inoue D, Amano T, Mizoguchi M, Yoshimoto K, et al. Long-term hearing outcome after retrosigmoid removal of vestibular schwannoma. Neurol Med Chir (Tokyo). 2013;53(10):688–94.

[19] Strauss C, Bischoff B, Neu M, Berg M, Fahlbusch R, Romstöck J. Vasoactive treatment for hearing preservation in acoustic neuroma surgery. J Neurosurg. 2001;95(5):771–7.

[20] Vivas EX, Carlson ML, Neff BA, Shepard NT, McCracken DJ, Sweeney AD, et al. Congress of neurological surgeons systematic review and evidence-based guidelines on intraoperative cranial nerve monitoring in vestibular schwannoma surgery. Neurosurgery. 2018;82(2):E44–E6.

[21] Di Scipio E, Mastronardi L. CE-Chirp® ABR in cerebellopontine angle surgery neuromonitoring: technical assessment in four cases. Neurosurg Rev. 2015;38(2):381–4; discussion 4.

[22] Mastronardi L, Di Scipio E, Cacciotti G, Roperto R. Vestibular schwannoma and hearing preservation: usefulness of level specific CE-Chirp ABR monitoring. A retrospective study on 25 cases with preoperative socially useful hearing. Clin Neurol Neurosurg. 2018;165:108–15.

[23] Youssef AS, Downes AE. Intraoperative neurophysiological monitoring in vestibular schwannoma surgery: advances and clinical implications. Neurosurg Focus. 2009;27(4):E9.

[24] Hummel M, Perez J, Hagen R, Gelbrich G, Ernestus RI, Matthies C. Auditory monitoring in vestibular schwannoma surgery: intraoperative development and outcome. World Neurosurg. 2016;96:444–53.

[25] Elberling C, Don M. Auditory brainstem responses to a chirp stimulus designed from derived-band latencies in normal-hearing subjects. J Acoust Soc Am. 2008;124(5):3022–37.

[26] Elberling C, Don M, Cebulla M, Stürzebecher E. Auditory steady-state responses to chirp stimuli based on cochlear traveling wave delay. J Acoust Soc Am. 2007;122(5):2772–85.

[27] Yamakami I, Yoshinori H, Saeki N, Wada M, Oka N. Hearing preservation and intraoperative auditory brainstem response and cochlear nerve compound action potential monitoring in the removal of small acoustic neurinoma via the retrosigmoid approach. J Neurol Neurosurg Psychiatry. 2009;80(2):218–27.

[28] Yamakami I, Oka N, Yamaura A. Intraoperative monitoring of cochlear nerve compound action potential in cerebellopontine angle tumour removal. J Clin Neurosci. 2003;10(5):567–70.

[29] Yamakami I, Ushikubo O, Uchino Y, Kobayashi E, Saeki N, Yamaura A, et al. [Intraoperative monitoring of hearing function in the removal of cerebellopontine angle tumor: auditory brainstem response and cochlear nerve compound action potential]. No Shinkei Geka. 2002;30(3):275–82.

第 11 章　激光和超吸刀
Usefulness of Laser and Ultrasound Aspirator

Luciano Mastronardi, Alberto Campione, Ali Zomorodi, Raffaelino Roperto, Guglielmo Cacciotti, Takanori Fukushima　著

一、激光

　　激光安全有效的应用于不同外科领域已逾 40 载 [1-3]，激光切除肿瘤的基本原理是"非接触"切割和组织消融伴止血 [4]。总的来说，激光手术具有减少机械创伤、术中出血等诸多优点 [5-7]。目前应用于听神经瘤手术的激光有三种类型，即磷酸氧化钾（KTP-532）、二氧化碳（carbon dioxide，CO_2）、新型 2μ- 铥激光器。

　　KTP-532 是一种波长为 532nm 脉冲式激光，可被血红蛋白而不是水吸收。2005 年可弯曲光导纤维、连续波 CO_2 激光问世之前，KTP-532 应用非常广泛 [8-10]。Nissen 等报道了 111 例 KTP-532 激光切除听神经瘤，认为激光切割不会导致神经后遗症或激光特异性并发症 [11]。此外，面神经功能保护效果与文献报道的非激光技术无明显差异。根据 HB 分级 [12]，90.2% 小肿瘤、72.2% 中肿瘤、75% 大肿瘤达到了满意的面神经功能保护结果（HB Ⅰ～Ⅱ级）[11]。

　　早在 1970 年，Stellar 等就报道使用 CO_2 激光切除颅内肿瘤 [13]。CO_2 激光在手术中具有独特优势。红外波长（10.6μm）透水性极差，限制其仅作用于被切割生物组织的表面，最大限度减少邻近组织损伤 [2, 14, 15]。此外，它是一种连续波激光能量，避免了脉冲激光的爆炸效应，可以利用聚焦光束进行精确切割和蒸发，不需要提前处理或收缩组织 [2]。2005年之前 CO_2 激光只能通过一个带有镜子和庞大关节臂的外壳来传输能量，既不符合人体力学，也不方便操作。实际上，当时所有的光纤传输材料均不能传输 10.6μm 的红外光，因此无法使用光纤 [2]。Eiras 等报道在 12 例巨大听神经瘤手术中应用 CO_2 激光辅助切除肿瘤 [16]，尽管面神经保留成功，但激光技术比传统显微外科技术耗时更长（6.1h vs. 5.5h），这可能归因于激光设备本身设计不合理 [16]。2005 年后问世的新装置可通过小而灵活的手柄引导 CO_2 激光束应用于手术过程。因此，这种激光业已证明比传统的双极电凝更精确、周围组织损伤更少 [15]。

　　Scheich 等分析了颅中窝径路听神经瘤手术中辅助使用可弯曲 CO_2 激光（Omniguide®，FELS 30A，Omniguide Inc.，Cambridge，MA，USA）的结果 [7]，20 例听神经瘤 T_1/T_2 期、AAO-HNS 级听力 A～B 患者术中应用激光 [17]，将其结果与对照组对比。两组患者术前面神经功能均正常（HB Ⅰ）；术后 1 周两组患者均有 70% 保留 HB Ⅰ 面部功能；术后 3个月试验组和对照组面神经功能完全恢复者（HB Ⅰ）分别为 100% 和 95%。根据 Gardner-Robertson 量表"实用听力"的定义，两组患者术前均有实用听力 [18]。激光组与对照组保听率分别为 72%、82%，无统计学差异。平均手术时间（从切皮到缝合）无统计学差异。作者由此得出结论，即在听神经瘤手术中使用手持可弯曲 CO_2 激光纤维安全可靠，功能保留效果与常规手术方法一致。激光似乎特别适用于切除"困难"肿瘤（例如血供丰富）[7]。

Schwartz 等回顾分析了 41 例经乙状窦后入路（retrosigmoid，RS）或经迷路入路（translabyrinthine，TL）切除大中型听神经瘤手术中辅助使用可弯曲 CO_2 激光（Omniguide®、FELS-25A、ARC laser GmbH）的效果[4]，手术时间及失血量与对照组相比无统计学差异。术前 97.6% 患者面神经功能正常（HB I 级），术后第 1 天 70.7% HB I 级，最后一次随访 92.7% HB I 级。4 例经乙状窦后入路使用 CO_2 激光尝试听力保留，2 例（50%）保留术前听力（AAO-HNS A 类和 B 类各 1 例）。综上所述，与其他报道相比脑神经功能保留比较乐观[19-21]。至于激光的作用，作者认为它更适宜作切割（比显微剪更有优势）而不是作气化；一只手拿着吸引器吸引肿瘤的同时利用激光切除肿瘤可避免显微剪的典型推压作用，能以更少的步骤切除更大的肿瘤；"非接触"切除邻近内听道的肿瘤有助于避免牵拉脑神经。最重要的是，作者建议术腔持续冲洗盐水，从而保护深部组织[4]。

2μ- 铥激光是波长 2μm 连续波激光，过多的激光辐射可被冲洗液吸收，因此不会影响导光纤维尖端 3mm 以外的组织。组织损伤局限在 0.2～1.0mm，导光纤维极细不妨碍手术视野、可精确控制范围。2μ- 铥激光在颅内脑膜瘤手术也很有应用前景[22]，特别适用于肿瘤及其根部的减容、皱缩和凝固。

Mastronardi 等分析了听神经瘤手术中辅助应用 2μ- 铥激光的两项研究[5,6]，最近这项研究纳入激光组 37 例（激光组）、对照组 44 例（对照组）[5]。激光组利用手持可弯曲 2μ- 铥激光导光纤维（RevoLix™，丽莎激光产品，Katlenburg-Lindau，德国）切开包膜、肿瘤减容，0.9% 盐水冲洗、冷却。导光纤维结合双极电凝、显微剪和超声吸引器，切割、气化、凝固包膜及包膜内肿瘤。肿瘤减容后利用常规显微器械切除剩余肿瘤包膜[5, 6]。平均手术时间随肿瘤大小而变化，但激光组和对照组之间无显著差异。术前激光组 5 例、对照组 3 例面瘫，其余面神经功能正常（HB Ⅰ级）。术后第 1 天激光组与对照组面神经功能正常率分别为 38.9%、61.4%，激光组保面率较低可能是由于肿瘤平均大小略大于对照组（但无统计学差异）。术后 6 个月 HB Ⅰ级比例两组几乎相同（激光组 91.7%，对照组 93.2%）。术前激光组 14 例、对照组 22 例听力正常（AAO-HNS A~B 级），激光组与对照组的保听率分别为 78.6%、68.2%，无统计学差异。两组神经保留率相似，也与其他报道相似[4, 7, 21, 23]。因此，使用 2μ- 铥手持可弯曲激光光纤于听神经瘤手术安全可靠，有助于切除肿瘤尤其是"困难"条件下（例如血供丰富、坚硬肿瘤）[5]，Scheich 等已提及此点[7]。

二、超吸刀

1947 年超吸刀（ultrasonic aspirator, USA）首次应用于清除牙菌斑。1978 年 Flamm 等在动物大脑上测试该装置并首次应用于脑膜瘤和听神经瘤手术[24]。这一新技术经过 20 世纪 80 年代不断修改和完善，业已成为切除脑肿瘤最常用的复杂辅助工具[25]。1999 年 Sawamura 等制订了首个超吸刀标准，即一种操作灵活、合并冲洗 - 抽吸系统且不需持续冷却的电控装置[25]。

超吸刀基本构成包括手柄和探头，不同类型探头尖端各不相同。最初可用手柄有两种：一种是磁控伸缩系统，由于线圈电阻导致效率较低、容易过热；另一种是电控伸缩系统，通过高效压电陶瓷换能器将电能转换为纵向机械振动。由于电控伸缩系统无须冷却、体积更小、易于操作，遂成为现代超吸刀核心基础 [25]。压电换能器产生的振动将高压峰和低压峰作用于靶组织，低压峰导致细胞膨胀，高压峰导致细胞破裂。这个过程具有选择性，因为高含水量软组织更容易形成气蚀，而胶原蛋白和弹力纤维会随着声波振动发生共振。需要专用切割消融技巧克服纤维化或钙化组织的共振现象，这种技巧可打破胶原键导致气蚀。

超吸刀可粉碎组织，首先应用于神经胶质瘤和颅后窝肿瘤包括听神经瘤减容。超吸刀替代了显微取瘤钳和电凝（传统的电凝－吸引技术），两者可能显著牵拉邻近神经血管结构 [25]。旧型号空腔超吸刀（cavitron ultrasonic surgical aspirator，CUSA）的主要缺点是颅底手术中存在着间接损伤脑神经 [26]、容易撕裂那些被肿瘤压迫拉伸的神经及小动脉的风险。Sawamura 等报道他们新设计的针型探头与其他探头比较无牵拉损伤风险，最终显示针型探头所致神经和蛛网膜穿孔的风险更小 [25]。因此，预计现代超吸刀可最大限度不接触手术区域周围的神经血管结构。

Epstein 报道空腔超吸刀粉碎组织时无法止血，需要辅以常规止血技术 [27]。2000 年 Kanzaki 等报道一种超声激活手术刀具有良好止血性能，其振动刀导致组织蛋白机械变性，形成一种黏性凝结物密封血管（"被动凝血"机制）。至于神经血管保护，这 15 例患者面神经功能保留率明显高于未使用超声激活手术刀者（$P < 0.01$）[28]。

最近有报道在常规颅底手术中利用超吸刀替代电钻磨除内听道周围骨质。2015 年此项技术开始应用于尸头解剖 [29, 30]，2016 年 Modest 等首次报道在 55 例乙状窦后入路听神经瘤手术中利用超吸刀磨除内听道周围骨质[31]。Weber 与 Golub 等尸头解剖显示超吸刀与传统电钻相比[30]，磨骨时间相同，但骨屑迸溅只有 1/25。理论上讲，减少内听道磨骨时骨粉弥散，可能减少术后头痛发生率。事实上已有一些作者推断颅内骨粉播散可能是化学脑膜炎的主要原因，而乙状窦后入路比经迷路入路和颅中窝入路术后头痛发病率高的原因就是，只有乙状窦后入路为了开放内听道需要在硬膜内磨除内听道周围骨质[32, 33]。

Modest 等报道使用超吸刀不会损伤颈静脉球、脑神经、血管及小脑组织，磨除内听道周围骨质时间与常规使用电钻时间相近[29, 31]。但作者认为由于冲洗和脑脊液流动的原因仍然存在骨屑散布的问题，只是与常规电钻相比，超吸刀骨屑颗粒更大，更容易从颅后窝清除[31]。至于面神经功能保留，11% 的患者有暂时性面神经功能减弱（HB Ⅱ～Ⅴ级）（< 6 个月）；9% 患者在最后一次随访时（> 6 个月）有轻度面神经功能减退（HB Ⅱ～Ⅲ级）[31]。这些结果证实了 Ito 等报道的超吸刀的安全性[34]。12 例适合听力保留手术（肿瘤大小 < 1.5cm，AAO-HNS A～B 级）效果：50% 成功保留听力，整个研究中未发现使用超吸刀导致听力下降的证据[31]，此举也证实了先前的报道结果[34, 35]。最后随访时（> 6 个月）15% 的患者存在持续头痛需要服用药物[31]。文献报道乙状窦后入路使用电钻者术后头痛发生率为 17%～80%[32, 33]，但 Modest 在研究中未设对照组，故无法证明使用超吸刀能够减少术后头痛的发生。

综上所述，超吸刀符合人体力学、安全可靠，既可磨骨，也可切除肿瘤，无须另外配置电钻；但必须小心控制吸引冲洗，设置合适动力以获得理想效果，避免损伤周围脑膜和软组织。本书作者建议听神经瘤减容时配置：功率 50，吸引 5，冲洗 5，开放内听道时再加大功率。

参考文献

[1] Gardner G, Robertson JH, Clark WC, Bellott AL, Hamm CW. Acoustic tumor management—combined approach surgery with CO_2 laser. Am J Otol. 1983;5(2):87–108.

[2] Ryan RW, Spetzler RF, Preul MC. Aura of technology and the cutting edge: a history of lasers in neurosurgery. Neurosurg Focus. 2009;27(3):E6.

[3] Tew JM, Tobler WD. Present status of lasers in neurosurgery. Adv Tech Stand Neurosurg. 1986;13:3–36.

[4] Schwartz MS, Lekovic GP. Use of a flexible hollow-core carbon dioxide laser for microsurgical resection of vestibular schwannomas. Neurosurg Focus. 2018;44(3):E6.

[5] Mastronardi L, Cacciotti G, Roperto R, Tonelli MP, Carpineta E, How I. Do it: the role of flexible hand-held 2μ-thulium laser fiber in microsurgical removal of acoustic neuromas. J Neurol Surg B Skull Base. 2017;78(4):301–7.

[6] Mastronardi L, Cacciotti G, Scipio ED, Parziale G, Roperto R, Tonelli MP, et al. Safety and usefulness of flexible hand-held laser fibers in microsurgical removal of acoustic neuromas (vestibular schwannomas). Clin Neurol Neurosurg. 2016;145:35–40.

[7] Scheich M, Ginzkey C, Harnisch W, Ehrmann D, Shehata-Dieler W, Hagen R. Use of flexible CO_2 laser fiber in microsurgery for vestibular schwannoma via the middle cranial fossa approach. Eur Arch Otorhinolaryngol. 2012;269(5):1417–23.

[8] Hart SD, Maskaly GR, Temelkuran B, Prideaux PH, Joannopoulos JD, Fink Y. External reflection from omnidirectional dielectric mirror fibers. Science. 2002;296(5567):510–3.

[9] Ibanescu M, Fink Y, Fan S, Thomas EL, Joannopoulos JD. An all-dielectric coaxial waveguide. Science. 2000;289(5478):415–9.

[10] Temelkuran B, Hart SD, Benoit G, Joannopoulos JD, Fink Y. Wavelength-scalable hollow optical fibres with large photonic bandgaps for CO_2 laser transmission. Nature. 2002;420(6916):650–3.

[11] Nissen AJ, Sikand A, Welsh JE, Curto FS. Use of the KTP-532 laser in acoustic neuroma surgery. Laryngoscope. 1997;107(1):118–21.

[12] House JW, Brackmann DE. Facial nerve grading system. Otolaryngol Head Neck Surg. 1985;93(2):146–7.

[13] Stellar S, Polanyi TG, Bredemeier HC. Experimental studies with the carbon dioxide laser as a neurosurgical instrument. Med Biol Eng. 1970;8(6):549–58.

[14] Cerullo LJ, Mkrdichian EH. Acoustic nerve tumor surgery before and since the laser: comparison of results. Lasers Surg Med. 1987;7(3):224–8.

[15] Ryan RW, Wolf T, Spetzler RF, Coons SW, Fink Y, Preul MC. Application of a flexible CO(2) laser fiber for neurosurgery: laser-tissue interactions. J Neurosurg. 2010;112(2):434–43.

[16] Eiras J, Alberdi J, Gomez J. Laser CO_2 in the surgery of acoustic neuroma. Neurochirurgie. 1993;39(1):16–21; discussion 21–3.

[17] Committee on Hearing and Equilibrium guidelines for the evaluation of hearing preservation in acoustic neuroma (vestibular schwannoma). American Academy of Otolaryngology-Head and Neck Surgery Foundation, INC. Otolaryngol Head Neck Surg. 1995;113(3):179–80.

[18] Gardner G, Robertson JH. Hearing preservation in unilateral acoustic neuroma surgery. Ann Otol Rhinol Laryngol. 1988;97(1):55–66.

[19] Ben Ammar M, Piccirillo E, Topsakal V, Taibah A, Sanna M. Surgical results and technical refinements in translabyrinthine excision of vestibular schwannomas: the Gruppo Otologico experience. Neurosurgery. 2012;70(6):1481–91; discussion 91.

[20] Nonaka Y, Fukushima T, Watanabe K, Friedman AH, Sampson JH, Mcelveen JT, et al. Contemporary surgical management of vestibular schwannomas: analysis of complications and lessons learned over the past decade. Neurosurgery. 2013;72(2 Suppl Operative):ons103–15; discussion ons15.

[21] Samii M, Gerganov V, Samii A. Improved preservation of hearing and facial nerve function in vestibular schwannoma surgery via the retrosigmoid approach in a series of 200 patients. J Neurosurg. 2006;105(4):527–35.

[22] Passacantilli E, Antonelli M, D'Amico A, Delfinis CP, Anichini G, Lenzi J, et al. Neurosurgical applications of the 2-μm thulium laser: histological evaluation of meningiomas in comparison to bipolar forceps and an ultrasonic aspirator. Photomed Laser Surg. 2012;30(5):286–92.

[23] Wanibuchi M, Fukushima T, Friedman AH, Watanabe K, Akiyama Y, Mikami T, et al. Hearing preservation surgery for vestibular schwannomas via the retrosigmoid transmeatal approach: surgical tips. Neurosurg Rev. 2014;37(3):431–44; discussion 44.

[24] Flamm ES, Ransohoff J, Wuchinich D, Broadwin A. Preliminary experience with ultrasonic aspiration in neurosurgery. Neurosurgery. 1978;2:240–5.

[25] Sawamura Y, Fukushima T, Terasaka S, Sugai T. Development of a handpiece and probes for a microsurgical ultrasonic aspirator: instrumentation and application. Neurosurgery. 1999;45(5):1192–6; discussion 7.

[26] Ridderheim PA, von Essen C, Zetterlund B. Indirect injury to cranial nerves after surgery with Cavitron ultrasonic surgical aspirator (CUSA). Case report. Acta Neurochir. 1987;89(1–2):84–6.

[27] Epstein F. The Cavitron ultrasonic aspirator in tumor surgery. Clin Neurosurg. 1983;31:497–505.

[28] Kanzaki J, Inoue Y, Kurashima K, Shiobara R. Use of the ultrasonically activated scalpel in acoustic neuroma surgery: preliminary report. Skull Base Surg. 2000;10(2):71–4.

[29] Golub JS, Weber JD, Leach JL, Pottschmidt NR, Zuccarello M, Pensak ML, et al. Feasibility of the ultrasonic bone aspirator in retrosigmoid vestibular schwannoma removal. Otolaryngol Head Neck Surg. 2015;153(3):427–32.

[30] Weber JD, Samy RN, Nahata A, Zuccarello M, Pensak ML, Golub JS. Reduction of bone dust with ultrasonic bone aspiration: implications for retrosigmoid vestibular schwannoma removal. Otolaryngol Head Neck Surg. 2015;152(6):1102–7.

[31] Modest MC, Carlson ML, Link MJ, Driscoll CL. Ultrasonic bone aspirator (Sonopet) for meatal bone removal during retrosigmoid craniotomy for vestibular schwannoma. Laryngoscope. 2017;127(4):805–8.

[32] Ansari SF, Terry C, Cohen-Gadol AA. Surgery for vestibular schwannomas: a systematic review of complications by approach. Neurosurg Focus. 2012;33(3):E14.

[33] Teo MK, Eljamel MS. Role of craniotomy repair in reducing postoperative headaches after a retrosigmoid approach. Neurosurgery. 2010;67(5):1286–91; discussion 91–2.

[34] Ito T, Mochizuki H, Watanabe T, Kubota T, Furukawa T, Koike T, et al. Safety of ultrasonic bone curette in ear surgery by measuring skull bone vibrations. Otol Neurotol. 2014;35(4):e135–9.

[35] Levo H, Pyykkö I, Blomstedt G. Postoperative headache after surgery for vestibular schwannoma. Ann Otol Rhinol Laryngol. 2000;109(9):853–8.

第 12 章　缝合硬膜技术
Techniques of Dural Closure for Zero CSF Leak

Luciano Mastronardi, Guglielmo Cacciotti, Alberto Campione, Ali Zomorodi,
Raffaelino Roperto, Takanori Fukushima　著

　　复杂颅脑术后发生脑脊液漏无疑是一种挑战，存在潜在风险。颅后窝手术尤其如此，此处难以做到硬膜重建水密缝合，且脑脊液搏动大于其他部位[1-3]。Copeland 等报道采用经迷路入路（translabyrinthine，TL）切除听神经瘤发生术后脑脊液漏的风险与肥胖和手术时间较长密切相关[4]。脑脊液漏入颅底软组织可引起切口破裂和（或）假脑膜膨出，导致患者疼痛、体质虚弱。此外，脑脊液皮漏可增加手术部位感染和脑膜炎的风险[1]。Nonaka 等报道357 例听神经瘤手术[3]，脑脊液漏7.6%，伤口感染 2.2%，脑膜炎 1.7%。另一方面，Xia 等回顾分析大量文献综述[5]，发现经乙状窦后入路显微血管减压术治疗三叉神经痛者脑脊液漏发生率为 1.6%（0.7%～2.5%）。

　　业已报道各种颅后窝硬膜重建和缝合技术：连续缝合或间断缝合人工合成硬膜补片；联合使用自体组织（颅外膜或阔筋膜）；"肌肉串"缝合小缺损和（或）使用明胶海绵、可吸收止血剂和硬膜黏合剂。腰大池引流或脑室外引流等临时性脑脊液分流术可降低跨硬膜压力梯度，直至切口完全愈合[2]。但即使应用这些技术也不可能保证硬膜水密缝

合，毕竟在缝合过程中手术针线存在间隙。由于此处脑脊液压力较高，应避免使用"嵌套式"合成硬膜移植物[2]。

Chauvet 等开发了一种测试硬膜水密缝合的实验装置：研究证实间断缝合与连续缝合缝合效果相同[6]。此外，测试两种黏合剂 / 胶水（BioGlue®，CryoLife，USA 和 DuraSeal®，Covidien，Ireland）和两种止血剂（TachoSil®，Takeda，Japan 和 Tissucol®，Baxter，USA）显示水密性不同[6]：两种黏合剂均能显著提高缝线水密性，但一种黏合剂（DuraSeal®）和一种止血剂（TachoSil®）效果更好。Lam 和 Kasper 研究了非雾化薄层硬膜黏合胶（DuraSeal®）应用于干燥硬膜表面的效果[2]，他们最终是利用显微螺钉将钛网固定在颅骨上修复开颅术后骨质缺损[2]。

所谓外科补片（TachoSil®，武田，日本）就是把纤维蛋白原和凝血酶的生物活性与胶原补片的机械支撑作用结合起来。它来自胶原（因此可自然吸收）并被批准用于止血和密封组织。接触血液或其他体液时凝血因子发生反应形成纤维蛋白凝块将手术补片粘在组织表面，几分钟内形成气密和液密封闭，防止术后再次出血和脑脊液漏[6, 7]。

虽然目前有多种硬膜替代物可用，但诸多文献推荐优先使用自体材料而不是异体材料[2, 8-10]。Czorny 在枕骨开颅术中利用顶骨骨膜致密修补硬膜缺损[8]，这样可以防止假性脑膜膨出，并能更好地耐受术后可能出现的小脑水肿。Kosnik 提出颅后窝手术中利用项韧带封闭硬膜新技术[9]，利用此技术避免了 200 多例术后脑脊液漏。带血管蒂颅骨膜瓣或自体骨膜配合强力硬膜黏合剂是颅后窝硬脑膜切开术的有效修复方法。

多篇文献提及利用自体组织修复颅后窝硬膜缺损[2, 8, 9]。Mastronardi

等报道乙状窦后入路术中将自体颅骨膜内衬插入、缝合封闭硬膜缺损[11]；入组患者 27 名，颅内病变处理完毕、仔细止血后，将自体颅骨膜经缺损处插入、内衬于硬膜缺损处。此移植物比硬膜缺损略大一点，周边可铺于硬膜缺损边缘。先在手术显微镜下利用图 12-1 所示的 3-0 丝线将颅骨膜固定在硬脑膜上（从内到外），然后涂一层可吸收止血药（美国新泽西州，Somerville，J 和 J，Ethicon，J），再铺放一小块带硬膜黏合剂（DuraSeal，Covidien LLC，Mansfield，Massachusetts 或 Tisseel，Baxter，Deerfield，USA）的外科补片（Takeda，Takeda，日本）。作者报道采用此封闭硬膜缺损技术未出现术区感染、脑膜炎、脑脊液漏或新发神经症状。1 例（4%）2 型神经纤维瘤病患者切除大听神经瘤术后 48h CT 扫描发现无症状小假性脑膜膨出，术后 3 个月复查 MRI 脑脊液囊消失。

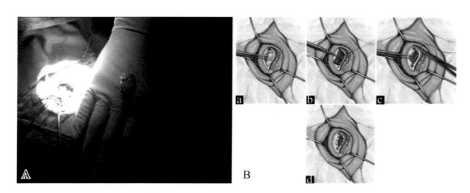

▲ 图 12-1 乙状窦后入路利用自体骨膜内衬法修补硬膜

A. 切取自体骨膜；B. 乙状窦后入路关闭硬膜。具体步骤：a. 自体骨膜；b. 将自体骨膜内衬法塞入颅底平面；c. 采用由内向外方式；d. 缝合（引自 Surgical Neurology International, 7:25, Luciano Mastronardi, Guglielmo Cacciotti, Franco Caputi, Raffaelino Roperto, Maria Pia Tonelli, Ettore Carpineta, Takanori Fukushima, Underlay hourglass-shaped autologous pericranium duraplasty in "key-hole" retrosigmoid approach surgery: Technical report, 2016, from Medknow under Creative Commons BY copyright license）

参考文献

[1] Dubey A, Sung WS, Shaya M, Patwardhan R, Willis B, Smith D, et al. Complications of posterior cranial fossa surgery—an institutional experience of 500 patients. Surg Neurol. 2009;72(4):369–75.

[2] Lam FC, Kasper E. Augmented autologous pericranium duraplasty in 100 posterior fossa surgeries—a retrospective case series. Neurosurgery. 2012;71(2 Suppl Operative):ons302–7.

[3] Nonaka Y, Fukushima T, Watanabe K, Friedman AH, Sampson JH, Mcelveen JT, et al. Contemporary surgical management of vestibular schwannomas: analysis of complications and lessons learned over the past decade. Neurosurgery. 2013;72(2 Suppl Operative):ons103–15; discussion ons15.

[4] Copeland WR, Mallory GW, Neff BA, Driscoll CL, Link MJ. Are there modifiable risk factors to prevent a cerebrospinal fluid leak following vestibular schwannoma surgery? J Neurosurg. 2015;122(2):312–6.

[5] Xia L, Zhong J, Zhu J, Wang YN, Dou NN, Liu MX, et al. Effectiveness and safety of microvascular decompression surgery for treatment of trigeminal neuralgia: a systematic review. J Craniofac Surg. 2014;25(4):1413–7.

[6] Chauvet D, Tran V, Mutlu G, George B, Allain JM. Study of dural suture watertightness: an in vitro comparison of different sealants. Acta Neurochir. 2011;153(12):2465–72.

[7] Colombo GL, Bettoni D, Di Matteo S, Grumi C, Molon C, Spinelli D, et al. Economic and outcomes consequences of TachoSil®: a systematic review. Vasc Health Risk Manag. 2014;10:569–75.

[8] Czorny A. Postoperative dural tightness. Value of suturing of the pericranium in surgery of the posterior cranial fossa. Neurochirurgie. 1992;38(3):188–90; discussion 90–1.

[9] Kosnik EJ. Use of ligamentum nuchae graft for dural closure in posterior fossa surgery. Technical note. J Neurosurg. 1998;89(1):155–6.

[10] Sameshima T, Mastronardi L, Friedman AH, Fukushima T. Microanatomy and dissection of temporal bone for surgery of acoustic neuroma and petroclival meningioma. 2nd ed. Raleigh, NC: AF Neurovideo; 2007.

[11] Mastronardi L, Cacciotti G, Caputi F, Roperto R, Tonelli MP, Carpineta E, et al. Underlay hourglass-shaped autologous pericranium duraplasty in "key-hole" retrosigmoid approach surgery: technical report. Surg Neurol Int. 2016;7:25.

第 13 章 双人四手技术
Face-to-Face Two-Surgeons Four-Hands Microsurgery

Takanori Fukushima, Ali Zomorodi　著

20 世纪 60 年代末至 70 年代，Yasargil 建立了单人显微神经外科模式，从 20 世纪 80 年代至世纪之交这一单人操作模式成为金标准。过去 10 余年 Fukushima 利用现代漂浮手术显微镜（面对面目镜设置）将单人操作改为两名外科医师四手显微神经外科模式。传统显微镜除术者外其他人难以观察手术视野。助手站在术者旁边利用二维图像观摩手术，神经外科学员和年轻医师仅仅通过观摩专家手术学习具体显微外科技术非常困难。

过去 10 余年 Fukushima 采用了一种新显微镜（目镜设置为面对面），这种设置可保证两个外科医师同样观察到三维视野。这种显微镜适用于各种脑血管、脑肿瘤手术。四手技术特别适用于重建血管旁路手术微血管吻合，辅助医师可同步吸引、固定组织，高效配合主刀医师具体操作，可提高各种颈部、颈动脉或脊柱区域手术的操作效率，缩短手术时间。清洗助手可站在主刀医师旁边或辅助医师右侧，如图 13-1 所示。图 13-2 展示 Fukushima 和 Zomorodi 面对

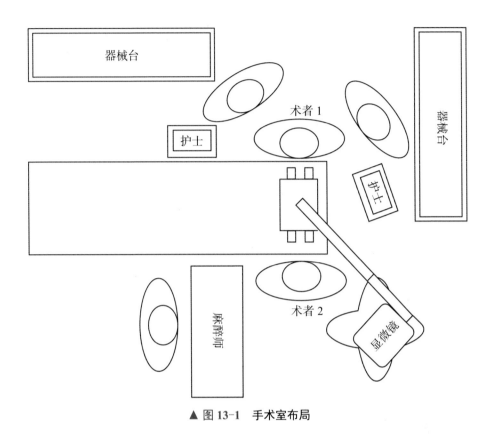

▲ 图 13-1 手术室布局

面操作情形。与标准的单人视野相比，这种双人新策略要求辅助医师转变 90°～180° 视角观察术中结构，使用者必须通过术前训练来适应 90° 或 180° 视角转变。为配合使用这种显微镜，Fukushima 设计了宽动态范围通用夹持系统，提供多个钝钩用于固定软组织、滴灌、可弯曲脑压板和小饼板，该系统对有效增加术中夹持固定人工臂数量非常有用。与 1980 年 Fukushima 发明的简易牵开器支架[1] 或 1978 年问世的 Sugita 开颅术支架[2] 及其他类似系统（如 Greenberg 或 Budde Halo 支架）相比，传统牵开器支架在非常密集的手术领域

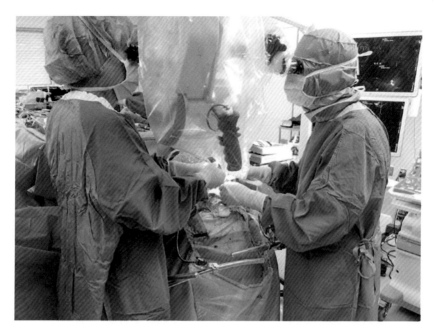

▲ 图 13-2 双人四手

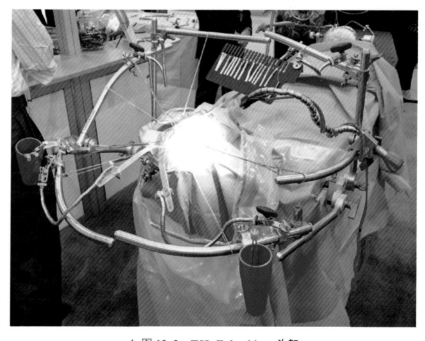

▲ 图 13-3 TSI: Fukushima 头架

（包括短臂、条杆和脑压板）使用价值有限，而大范围通用夹持系统（图 13-3）允许多路径进入密布夹持软组织和大脑表面装置的手术区域而不会干扰外科医师手术视野。诸多美国、日本手术器械公司可提供通用夹持系统。双人四手技术特别适用于处理复杂血管病变、血管旁路手术和血管性颅底肿瘤，可方便设置双吸引器、双分离器、双显微剪和双双极系统。术区由四立柱、六曲杆覆盖，术者手臂可倚靠臂托和手托，侧杆和前杆安装多个软组织钝钩、可弯曲夹、小饼板，并特别配置连续滴灌钝针（Day 和 Fukushima1993 年发明 [3]）。这种双人操作系统非常有利于教学，住院医师或手术助手可直接参与手术，实时操作训练。通过讲解术者解剖结构、演示锐性分离蛛网膜、柔性解剖动静脉和脑神经，年轻医师可快速、准确学习高年医师的显微技术和操作手法。尤其是听神经瘤手术中，由于患者是侧卧位，主刀医师从枕侧手术，助手位于面部，因此，两位医师都必须学习 180° 视角移位观察脑桥小脑角显微解剖结构。近年来多人报道他们不使用脑牵开器和脑压板，强调"无牵开器"手术优于传统使用锥形脑压板方法。本人手术经验表明，2mm 锥形脑压板非常有用，可保持小脑位置，防止脑下垂，以便于利用两只手进行精细显微解剖 [4]。号称无牵开器的手术实际是通过吸盘和器械来牵拉大脑和神经。很显然利用吸盘和微型仪器连续或间歇进行脑牵拉会在不知不觉中造成更多脑损伤，因此，Fukushima 强烈推荐采用双人四手显微外科方式，使用通用夹持系统。

参考文献

[1] Fukushima T, Sano K. Simple retractor holder for the Mayfield skull clamp. Surg Neurol. 1980;13:320.

[2] Sugita K, Hirota T, Mizutani T, et al. A newly designed multipurpose microneurosurgical head frame. J Neurosurg. 1978;48:656–7.

[3] Day JD, Fukushima T. Two simple devices for microneurosurgery: automatic drip irrigating needle and a suction retractor. Neurosurgery. 1993;32:867–8.

[4] Zomorodi A, Fukushima T. Two surgeons 4 hands micro neurosurgery with universal holder system: Technical note. Neurosurg Rev. 2017;40:523–6.

第四篇
新进展
Projects in Progress

第 14 章 稀释罂粟碱保护脑神经微血管
Diluted Papaverine for Microvascular Protection of Cranial Nerves

Alberto Campione, Carlo Giacobbo Scavo, Guglielmo Cacciotti, Raffaelino Roperto, Luciano Mastronardi 著

一、颅内肿瘤切除后血管痉挛的发病机制

众所周知，各种开颅术后如果发生蛛网膜下腔出血可致脑血管痉挛，颅底肿瘤切除术后也可能发生脑血管痉挛[1]。Bejjani 等报道颅底肿瘤手术 470 例[2]，9 例（脑膜瘤 7 例、脊索瘤 1 例、三叉神经鞘瘤 1 例）术后发生脑血管痉挛（发生率为 1.9%）。总结这些病例，分析发生机制，作者发现这些病例的肿瘤都比较靠近基底池，有些病例有术中出血，因此推测血液流进基底池可能是一个潜在危险因素。血液分解产物是蛛网膜下腔出血导致血管痉挛的最常见诱因。据报道颅底肿瘤切除术后 8 天发生血管痉挛，这个间隔时间与蛛网膜下腔出血后发生血管痉挛的间隔时间相似，这可能预示两者机制相似。直接刺激基底池大血管可能是另外一个危险因素。有无血管痉挛者发生血管包裹和血管狭窄具有显著差异，因此推测直接机械刺激平滑肌细胞或滋养血管可能是血管痉挛的发生机制[2]。

二、听神经瘤切除术后血管痉挛

1960 年 Krayenbühl 首次报道 1 例听神经瘤切除术后颈内动脉痉挛病例[3, 4]。1985 年 de Almeida 等报道另一例由于严重出血不得不进行二期手术的听神经瘤病例，如血性脑脊液、血管造影显示血管痉挛、CT 发现缺血灶，神经影像检查提示基底池出血导致血管痉挛和脑缺血[5]。此结论与 Bejjani 等后来确认的颅底手术血管并发症的主要原因一致[2]。2003 年 Kania 等报道了 6 例听神经瘤术后发生血管并发症者[6]，脑血管痉挛 1 例，小脑前下动脉梗死 3 例，脑桥小脑角区血肿 1 例和小脑蚓部静脉性梗死 1 例，认为机械性血管损伤和（或）血栓形成是此类并发症主要原因[6]。

2015 年 Qi 等开展了一项听神经瘤术后脑血管痉挛相关因素的研究[7]，均为乙状窦后入路；术中尽可能减少出血、保护面神经、三叉神经、后组脑神经和脑干。术前、术后利用经颅多普勒（transcranial Doppler，TCD）超声检测双侧颈内动脉、大脑中动脉和大脑前动脉的血流速度排查脑血管痉挛，80 例患者中 43 例（53.8%）发现脑血管痉挛[7]。这项研究提示利用 TCD 超声可以发现超过一半的听神经瘤术后患者存在无症状的脑血管痉挛，要重点关注那些术后出现生命体征异常、电解质紊乱、血气分析异常的患者。经单因素和多因素分析，年龄越小、肿瘤越大、质地越硬均为引起术后脑血管痉挛的独立危险因素[7]。Qi 的这项研究提示听神经瘤术后发生无症状脑血管痉挛比原来估计的更多，这可能意味着大脑血液循环对手术创伤呈现高反应性，不管是弹性动脉、肌性动脉还是小动脉均可发生，尤其是脑桥小脑角区手术。诸多研究报道听力保留失败可能是术中损伤内听动脉（internal auditory artery，IAA）所致，但也不能除外是因术中操作刺激内听动脉导致血管痉挛引起[8]。手术操作导致内听动脉痉挛的机制涉及动脉的神经调节。现有证据表明，耳蜗血流（cochlear blood flow，CBF）至少部分受交感神经调节[9]。研究蛛网膜下腔血管发现，外部机械性压迫动脉壁能通过激活周围蛛网膜链的交感神经纤维引起血管收缩[9]。据此推论听神经瘤手术中预防血管痉挛有助于保护脑神经尤其是听神经，但文献报道中缺乏面神经血供异常相关研究资料。

Morawski 等报道了唯一的内听动脉血管痉挛动物模型[9]：利用生理盐水压迫 6 只家兔内听动脉（对照组），通过机械刺激诱发血管痉挛，利用激光多普勒（laser-Doppler，LD）检测耳蜗血流，利用畸变产物耳声发射（distortion product otoacoustic emissions，DPOAE）检测耳蜗功能；实验组在内听动脉和耳蜗前庭神经复合体区域预先使用罂粟碱，其余同上。比较压迫内听动脉 3min 和 5min 后对照组和实验组耳蜗血流和畸变产物耳声发射检测结果，对照组均表现出不同程度血管痉挛（耳蜗血流减少）和畸变产物耳声发射降低，罂粟碱预处理实验组耳蜗血流和畸变产物耳声发射基本恢复正常。上述结果强烈提示在处理内听道 / 脑桥小脑角区结构之前局部使用罂粟碱可以预防内听动脉血管痉挛，从而防止耳蜗血流减少和耳蜗外毛细胞（outer hair cell，OHC）功能下降。

三、罂粟碱的作用机制和给药途径

罂粟碱是从阿片中提取的苄基异喹啉生物碱，是一种强力血管扩张药，直接作用于血管平滑肌使其松弛。作用机制是通过抑制平滑肌中的环磷腺苷（cyclic adenosine monophosphate，cAMP）和环磷鸟苷（cyclic guanosine monophosphate，cGMP）磷酸二酯酶，导致细胞内cAMP 和 cGMP 水平升高、非特异性平滑肌松弛。罂粟碱也可能关闭细胞膜上的钙离子通道抑制细胞内钙离子释放[10, 11]。除了解痉外，罂粟碱还能抑制胶原诱导的血小板聚集和血清素释放[12]。

　　动脉灌注罂粟碱已用于治疗动脉瘤性蛛网膜下腔出血所致的动脉血管痉挛[13]。市售罂粟碱注射液通常为酸性（pH 3～4.5），可腐蚀血管内皮细胞。动物实验发现注射罂粟碱可导致血管内皮细胞和平滑肌细胞凋亡[14]。外用罂粟碱可松弛血管平滑肌预防血管痉挛。局部使用罂粟碱业已应用于整形重建外科和神经血管外科，这两个专业特别关注微血管的保护[12, 15-18]和保留[19-21]。神经血管外科术中通过脑池局部给药，这是动脉注射给药途径的有效替代方法（虽然不常用）。

四、外用罂粟碱应用于显微外科和神经血管外科

　　局部使用血管扩张药目前已广泛应用于显微重建外科，预防术中血管痉挛、有利于游离组织移植时微血管吻合。虽然已有报道听神经瘤术后发生血管痉挛[5, 6]以及动物模型血管痉挛研究[9]，但在显微重建外科手术中局部使用罂粟碱可以作为一种间接研究听神经瘤手术血管痉挛的方法。2010 年 Yu 等对英国整形外科医师调查发现[12]，94% 的医师术中常规使用血管扩张药，首选罂粟碱、维拉帕米和利多卡因，但缺乏系统性文献支持，药物使用适应证、药物种类和给药途径差异

很大[12]。2014—2016 年发表了 3 篇关于局部使用血管扩张药的综述[16-18]，这些报道都有缺陷和局限性，有些甚至是 30 年前的过时文献[18]。Vargas 等系统分析了术中药物治疗血管痉挛的相关文献，与生理盐水相比，罂粟碱能明显改善显微吻合动脉的通畅性[22]，能有效缓解血管痉挛（血流量增加了 116%），在一定程度上预防发生血管痉挛。此外，罂粟碱对非痉挛血管有扩张作用，明显增加血流量[23]。一些研究报道局部给药后起效时间为 1～5min[15, 23-25]。总的来说，罂粟碱是一种有效的解痉和抗痉挛的药物，起效快、作用时间长[16, 18]。Rinkinen 和 Halvorson[17] 系统性综述也证实了先前 Vargas 报道的罂粟碱特点[18]，并将罂粟碱与另外两个局部血管扩张药（局部麻醉药和钙通道阻滞药）进行了比较，发现钙通道阻滞药（尼卡地平、硝苯地平、维拉帕米）在预防显微吻合术后血管痉挛和扩张血管方面优于其他药物。总的来说，与罂粟碱和利多卡因相比，钙通道阻滞药在血管扩张持续时间和不良反应方面更有效和更适用[17]。另一方面，动物模型（大鼠股动脉模型）研究发现，罂粟碱的血管舒张作用优于利多卡因（1%）[15]。有趣的是，过去几年也有研究钙通道阻滞药在听神经瘤术中预防血管痉挛的应用，但显微重建手术和听神经瘤手术相关研究结果未发现直接相关性。实际上，Rinkinen 和 Halvorson 主要研究微血管吻合而不是一般的血管痉挛。此外，根据神经外科医师大会最新循证指南，尼莫地平在听神经瘤治疗过程中不是作为术中局部用药而是作为术前肠内 / 肠外途径辅助用药。因此，尼莫地平仍然是听神经瘤治疗中一种新兴辅助用药，但仍需进一步研究比较尼莫地平与罂粟碱预防术后血管并发症的效果。

神经血管术中使用罂粟碱主要是为了减轻蛛网膜下腔出血所致血管痉挛，听神经瘤术后蛛网膜下腔持续出血可能导致血管痉挛[6]，在病理生理上类似蛛网膜下腔出血导致的血管痉挛。从这个角度看，研究神经血管相当于构建了一个间接模型，有助于了解听神经瘤手术过程中脑桥小脑角微血管变化情况。Pennings 等研究动脉瘤手术患者微血管对罂粟碱的反应，来验证蛛网膜下腔出血导致小脑血管扩张功能下降的假设[20]。利用正交偏振光谱成像技术观察 14 例动脉瘤手术局部使用罂粟碱后脑皮质微血管直径变化，发现对照组小动脉和小静脉直径均无变化，而蛛网膜下腔出血 48h 内接受手术者罂粟碱可引起小动脉扩张，平均增加（45 ± 41）%（$P < 0.012$）[20]。因此说明脑皮质微血管对局部血管扩张药有反应，罂粟碱具有显著血管扩张作用。虽然是间接证据，此结果也可适用于颅底和听神经瘤手术，术中出血可能导致脑桥小脑角区微血管发生痉挛，在关颅之前局部使用罂粟碱可能减轻血管痉挛，从而在早期控制或减少蛛网膜下腔出血。Dalbasti 等建议脑动脉瘤术中以可生物降解的控释或缓释方式局部使用罂粟碱来预防脑血管痉挛，控释罂粟碱颗粒以可生物降解脂肪族聚酯聚（DL-丙交酯-乙交酯）为载体基质，动脉瘤手术中将控释罂粟碱颗粒放置在池内动脉段上方，未观察到该药的不良反应。控释罂粟碱颗粒可有效预防血管痉挛，根据 Glasgow 评分，治疗组平均得分 4.93 ± 0.05，对照组得分 3.84 ± 1.63[19]。Praeger 等首次报道 1 例蛛网膜下腔出血患者术中修复动脉瘤并局部使用罂粟碱有效减轻了血管痉挛所致严重症状[21]。实际上，血管造影中常用罂粟碱作为治疗性给药，以往也有报道术野滴注罂粟碱预防血管痉挛[19, 26]。作者认为该操作总体上是安全的，对那些因严重血管痉挛不能接受血管内治疗的不稳定动脉瘤患者，建议采用这种治疗[21]。从听神经瘤手术的角度来看，上述结果为关闭硬膜前局部使用罂粟碱预防脑桥小脑角区微血管痉挛提供了病理生理学依据。

五、罂粟碱与脑神经：保护还是伤害

局部使用罂粟碱（或脑池内给药）术后神经并发症包括一过性脑神经麻痹，最常见的是由于药物快速溶解导致动眼神经受累而出现散瞳[27-29]。罂粟碱的毒性来源于其抗肌肉碱作用、蛛网膜下腔出血（或类似事件）导致血液 - 脑脊液和血脑屏障受到损害以及罂粟碱的直接作用[28]。

听神经瘤术中局部使用罂粟碱最大的不良反应是面神经和耳蜗神经的损伤。Lang 等[26] 报道 1 例未破裂大脑中动脉瘤患者选择性夹闭时脑池内应用罂粟碱后出现一过性散瞳和长期面神经麻痹，面瘫持续 2 个月才完全恢复，作者推测脑池内持续滴注罂粟碱可能通过渗透接触面神经使其受累[26]。Liu 等报道 1 例听神经瘤保听手术局部使用罂粟碱后发生一过性面神经麻痹[30]，切除肿瘤时将 3% 罂粟碱溶液浸泡的明胶海绵覆盖耳蜗神经，很快就发现面神经刺激反应明显减弱，电刺激脑干端面神经无反应，但刺激外周端面神经反应良好。患者术后立即出现 V 级（HB 分级）面瘫[31]，几小时后面神经恢复至 I 级，术后 1 个月随访患者面神经和听力均正常。作者认为脑室内滴注罂粟碱可能引起面神经传导阻滞而导致一过性面神经麻痹[30]。

Chadwick 等回顾性分析了 11 例显微血管减压术局部使用罂粟碱治疗血管痉挛[32]，发现局部使用罂粟碱与脑干听觉诱发电位（brainstem evoked auditory potentials，BAEP）下降甚至波形完全消失存在时间相关性。开始使用罂粟碱后平均 5min 开始出现 BAEP 改变，11 例患者中有 10 例使用罂粟碱后 2～25min 出现 BAEP 的 II / III～V 波完全消失，

1 例患者 V 波未恢复，发生迟发性重度感音神经性聋。BAEP 波形恢复正常平均时间为 39min，BAEP 波形完全消失且持续提示耳蜗神经近心端可能受累。作者建议使用罂粟碱时应远离耳蜗神经近心端，以免影响患者听觉功能，使用罂粟碱前以生理盐水稀释。为了控制罂粟碱扩散，作者建议将小块罂粟碱浸泡的明胶海绵贴在痉挛动脉上直到痉挛解除。Zhou 等建议脑池内的罂粟碱浓度控制在 0.3% 以内可以降低神经毒性反应[28]。

参考文献

[1] Aoki N, Origitano TC, al-Mefty O. Vasospasm after resection of skull base tumors. Acta Neurochir. 1995;132(1–3):53–8.
[2] Bejjani GK, Sekhar LN, Yost AM, Bank WO, Wright DC. Vasospasm after cranial base tumor resection: pathogenesis, diagnosis, and therapy. Surg Neurol. 1999;52(6):577–83; discussion 83–4.
[3] Krayenbuhl H. [Not available]. Schweiz Med Wochenschr 1959;89(8):191–5.
[4] Krayenbühl H. Beitrag zur Frage des cerebralen angiopastischen Insults. Schweiz Med Wochenschr. 1960;90:961–5.
[5] de Almeida GM, Bianco E, Souza AS. Vasospasm after acoustic neuroma removal. Surg Neurol. 1985;23(1):38–40.
[6] Kania R, Lot G, Herman P, Tran Ba Huy P. [Vascular complications after acoustic neurinoma surgery]. Ann Otolaryngol Chir Cervicofac 2003;120(2):94–102.
[7] Qi J, Jia W, Zhang L, Zhang J, Wu Z. Risk factors for postoperative cerebral vasospasm after surgical resection of acoustic neuroma. World Neurosurg. 2015;84(6):1686–90.
[8] Mom T, Montalban A, Khalil T, Gabrillargues J, Chazal J, Gilain L, et al. Vasospasm of labyrinthine artery in cerebellopontine angle surgery: evidence brought by distortion-product otoacoustic emissions. Eur Arch Otorhinolaryngol. 2014;271(10):2627–35.
[9] Morawski K, Telischi FF, Merchant F, Namyslowski G, Lisowska G, Lonsbury-Martin BL. Preventing internal auditory artery vasospasm using topical papaverine: an animal study. Otol Neurotol. 2003;24(6):918–26.
[10] Cooper GJ, Wilkinson GA, Angelini GD. Overcoming perioperative spasm of the internal mammary artery: which is the best vasodilator? J Thorac Cardiovasc Surg. 1992;104(2):465–8.
[11] Newell DW, Elliott JP, Eskridge JM, Winn HR. Endovascular therapy for aneurysmal vasospasm. Crit Care Clin. 1999;15(4):685–99, v.
[12] Yu JT, Patel AJ, Malata CM. The use of topical vasodilators in microvascular surgery. J Plast Reconstr Aesthet Surg. 2011;64(2):226–8.
[13] Kassell NF, Helm G, Simmons N, Phillips CD, Cail WS. Treatment of cerebral vasospasm with intra-arterial papaverine. J Neurosurg. 1992;77(6):848–52.
[14] Gao YJ, Stead S, Lee RM. Papaverine induces apoptosis in vascular endothelial and smooth muscle cells. Life Sci. 2002;70(22):2675–85.

[15] Kerschner JE, Futran ND. The effect of topical vasodilating agents on microvascular vessel diameter in the rat model. Laryngoscope. 1996;106(11):1429–33.

[16] Ricci JA, Koolen PG, Shah J, Tobias AM, Lee BT, Lin SJ. Comparing the outcomes of different agents to treat vasospasm at microsurgical anastomosis during the papaverine shortage. Plast Reconstr Surg. 2016;138(3):401e–8e.

[17] Rinkinen J, Halvorson EG. Topical vasodilators in microsurgery: what is the evidence? J Reconstr Microsurg. 2017;33(1):1–7.

[18] Vargas CR, Iorio ML, Lee BT. A systematic review of topical vasodilators for the treatment of intraoperative vasospasm in reconstructive microsurgery. Plast Reconstr Surg. 2015;136(2):411–22.

[19] Dalbasti T, Karabiyikoglu M, Ozdamar N, Oktar N, Cagli S. Efficacy of controlled-release papaverine pellets in preventing symptomatic cerebral vasospasm. J Neurosurg. 2001;95(1):44–50.

[20] Pennings FA, Albrecht KW, Muizelaar JP, Schuurman PR, Bouma GJ. Abnormal responses of the human cerebral microcirculation to papaverin during aneurysm surgery. Stroke. 2009;40(1):317–20.

[21] Praeger AJ, Lewis PM, Hwang PY. Topical papaverine as rescue therapy for vasospasm complicated by unsecured aneurysm. Ann Acad Med Singap. 2014;43(1):62–3.

[22] Swartz WM, Brink RR, Buncke HJ. Prevention of thrombosis in arterial and venous microanastomoses by using topical agents. Plast Reconstr Surg. 1976;58(4):478–81.

[23] Hou SM, Seaber AV, Urbaniak JR. Relief of blood-induced arterial vasospasm by pharmacologic solutions. J Reconstr Microsurg. 1987;3(2):147–51.

[24] Evans GR, Gherardini G, Gürlek A, Langstein H, Joly GA, Cromeens DM, et al. Drug-induced vasodilation in an in vitro and in vivo study: the effects of nicardipine, papaverine, and lidocaine on the rabbit carotid artery. Plast Reconstr Surg. 1997;100(6):1475–81.

[25] Gherardini G, G,rlek A, Cromeens D, Joly GA, Wang BG, Evans GR. Drug-induced vasodilation: in vitro and in vivo study on the effects of lidocaine and papaverine on rabbit carotid artery. Microsurgery. 1998;18(2):90–6.

[26] Lang EW, Neugebauer M, Ng K, Fung V, Clouston P, Dorsch NW. Facial nerve palsy after intracisternal papaverine application during aneurysm surgery—case report. Neurol Med Chir (Tokyo). 2002;42(12):565–7.

[27] Zhou W, Ma C, Huang C, Yan Z. Intra- and post-operational changes in pupils induced by local application of cisternal papaverine during cerebral aneurysm operations. Turk Neurosurg. 2014;24(5):710–2.

[28] Zhou X, Alambyan V, Ostergard T, Pace J, Kohen M, Manjila S, et al. Prolonged intracisternal papaverine toxicity: index case description and proposed mechanism of action. World Neurosurg. 2018;109:251–7.

[29] Zygourakis CC, Vasudeva V, Lai PM, Kim AH, Wang H, Du R. Transient pupillary dilation following local papaverine application in intracranial aneurysm surgery. J Clin Neurosci. 2015;22(4):676–9.

[30] Liu JK, Sayama CM, Shelton C, MacDonald JD. Transient facial nerve palsy after topical papaverine application during vestibular schwannoma surgery. Case report. J Neurosurg. 2007;107(5):1039–42.

[31] House JW, Brackmann DE. Facial nerve grading system. Otolaryngol Head Neck Surg. 1985;93(2):146–7.

[32] Chadwick GM, Asher AL, Van Der Veer CA, Pollard RJ. Adverse effects of topical papaverine on auditory nerve function. Acta Neurochir. 2008;150(9):901–9; discussion 9.

第 15 章　软镜辅助切除内听道肿瘤
Flexible Endoscope for IAC Control of Tumor Removal

Alberto Campione, Carlo Giacobbo Scavo, Guglielmo Cacciotti, Raffaelino
Roperto, Luciano Mastronardi　著

内听道内肿瘤意指局限于内听道未延伸至脑桥小脑角区的听神经瘤[1]。得益于 MRI 的广泛应用，内听道内肿瘤发病率显著增高，约占听神经瘤总数 8%[2]。内听道内肿瘤的最佳治疗方式目前仍有争议，除手术治疗外，最常见的是"随访观察"或放射治疗[3]。但预期单纯内听道内肿瘤患者自然病程，早期表现为轻度听力下降、随后进行性加重[4]，特别是在确诊后第一年[2]。神经外科权威认为[5]，AAO-HNS 听力分级为 A～B 者应首选显微手术治疗[6]。事实上，对于术前听力功能良好者，手术的目标是在保留听力的基础上完全切除肿瘤。

如果手术能达到保留听力、保留面神经、改善前庭功能的目的，似乎是最佳选择[7]。但手术具有挑战性，毕竟大多数患者术前状态良好，需要面临潜在的外科手术风险。保留听力意味着保留内耳解剖结构，而采用乙状窦后入路时为了保护上半规管和后半规管，无法完全打开内听道、显露内听道底。因此，显微镜直视下无法观察 IAC 最外侧，术者只能利用探针或刮匙盲目刮除该部位肿瘤。Mazzoni 等提出了一种可能解决方案，即从迷路后直达 Fallopian 孔（内听道底面神经管

口）从而暴露内听道底结构[8]。Pillai团队尸头解剖研究证实上述方法可打开内听道，显露听道底Fallopian孔[9]。但是，即使广泛磨除内听道后壁，只要保留迷路结构就无法充分显露内听道底的前庭部分。因为听神经瘤常来源于前庭上或前庭下神经，故内听道前庭象限是常见肿瘤残留部位，且与内听道底紧密粘连。

内镜辅助下可以直达内听道底，从而清晰观察肿瘤最外侧部分[10-12]，减少磨除内听道后壁，降低损伤上半规管和后半规管的风险。而且如Abolfotoh等最新文章所述[13]，内镜辅助可提高术中辨别肿瘤切除范围的能力（图15-1）。确实，单独使用显微镜难以评估内听道深部肿瘤切除范围[13]，而术者利用内镜能够清晰看到内听道底残留肿瘤位置，指导显微手术，实现全部切除肿瘤（图15-1）。

临床应用内镜辅助切除脑桥小脑角肿瘤已数十年，最近文献报道切除管内型肿瘤安全有效[13-16]，但只有一篇文献报道内镜技术应用于内听道内肿瘤手术[17]。Corrivetti等报道了3例乙状窦后径路软镜（4mm×65cm，Karl Storz，Inc.）辅助显微镜切除内听道内肿瘤[18]。

3例患者最初表现为前庭功能障碍（旋转性眩晕），病程2~24个月。所有患者听力学检查按AAO-HNS分级为A~B级，纯音测听阈值＜50dB和言语识别率≥50%。所有患者均无面神经功能障碍（HBⅠ级）。术前、术后1周和3个月分别评估听力和面神经功能[18]。

手术结束前使用4mm软镜（4mm×65cm，Karl Storz，GmbH，Tuttlingen，Germany），在显微镜监视下导入内镜，避免损伤内听道内肿瘤重要结构，内镜头端进入内听道，检查内听道底有无残留肿瘤。如果发现肿瘤残留，则进行显微手术切除，之后再行内镜检查，直到确认完全切除肿瘤[18]。

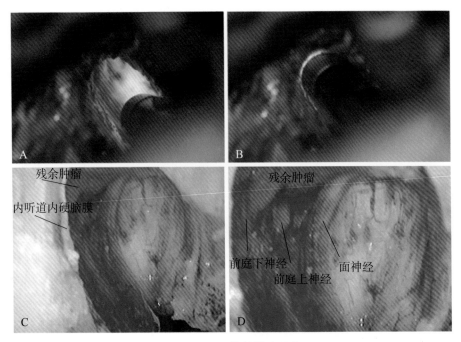

残余肿瘤

内听道内硬脑膜

残余肿瘤

前庭下神经

前庭上神经

面神经

▲ 图 15-1　软镜辅助手术

A 和 B. 软镜头端逐步深入内听道、观察内听道底；C. 如 A 所示将软镜放入内听道视野；D. 如 B 所示软镜完全进入内听道视野，可以看到面神经、前庭神经和残留肿瘤（引自 World Neurosurgery, 115, Francesco Corrivetti, Guglielmo Cacciotti, Carlo Giacobbo Scavo, Raffaelino Roperto, Luciano Mastronardi, Flexible Endoscopic-Assisted Microsurgical Radical Resection Of Intracanalicular Vestibular Schwannomas By Retrosigmoid Approach: Operative Technique, Pages No. 229–233, 2018, 经 Elsevier 许可）

所有病例均完全切除肿瘤，利用内镜检查发现所有病例均有内听道底肿瘤残留，经过反复检查和显微切除最终全切肿瘤，并经术后 MRI 证实。术中持续进行耳蜗神经监测，均未发现 V 波振幅变化，不出所料，术后听力均维持术前听力水平。同样，从解剖结构和功能两方面保护面神经，术后面神经功能均为正常（HB Ⅰ级）[18, 19]。

软镜的主要优点是可以直达内听道清晰显示内听道底结构，还可以调整软镜，以便安全地穿行于颅后窝背侧的神经血管结构之间[18]。

软镜的主要缺点是必须双手操作[18]，而硬镜可以由助手帮助持镜，

即术中常用的"徒手持镜技术"[20]。软镜必须双手操作：一手操控镜柄，
一手将软镜头端放置在合适位置（图 15-2）。当然，如果术者和助手配
合熟练，术者也可单手操作。

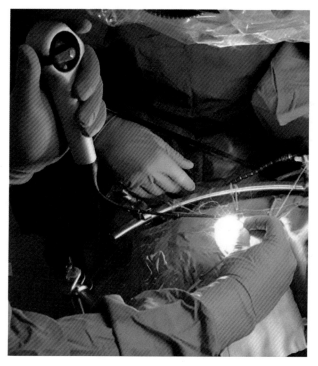

▲ 图 15-2　双手操控软镜

　　Baidya 等在尸体解剖中首次尝试经乙状窦后径路软镜辅助切除中
等大小肿瘤（人造聚合物肿瘤模型，直径 15～20mm）[21]。首先切除肿
瘤下极获得一条通道，然后经此通道导入内镜以便尽早看到面听神经
束予以保护，尽早发现面神经、前庭耳蜗神经复合体，有助于安全顺
利地切除肿瘤[21]。作者利用肿瘤模型模拟真实手术，结果表明内镜辅
助切除中等大小听神经瘤是可行的。因此，软镜不应局限于辅助切除

内听道内肿瘤，还可以尝试切除大肿瘤。

随着内镜改造升级如最近报道的带冲洗和吸引的超薄软镜，有望进一步改善操作便于术者探查内听道底深部结构[22]。

参考文献

[1] Samii M, Matthies C. Management of 1000 vestibular schwannomas (acoustic neuromas): the facial nerve—preservation and restitution of function. Neurosurgery. 1997;40(4):684–94; discussion 94–5.
[2] Nonaka Y, Fukushima T, Watanabe K, Friedman AH, Sampson JH, Mcelveen JT, et al. Contemporary surgical management of vestibular schwannomas: analysis of complications and lessons learned over the past decade. Neurosurgery. 2013;72(2 Suppl Operative):ons103–15; discussion ons15.
[3] Myrseth E, Pedersen PH, Møller P, Lund-Johansen M. Treatment of vestibular schwannomas. Why, when and how? Acta Neurochir. 2007;149(7):647–60; discussion 60.
[4] Pennings RJ, Morris DP, Clarke L, Allen S, Walling S, Bance ML. Natural history of hearing deterioration in intracanalicular vestibular schwannoma. Neurosurgery. 2011;68(1):68–77.
[5] Wanibuchi M, Fukushima T, Zomordi AR, Nonaka Y, Friedman AH. Trigeminal schwannomas: skull base approaches and operative results in 105 patients. Neurosurgery. 2012;70(1 Suppl Operative):132–43; discussion 43–4.
[6] Committee on Hearing and Equilibrium guidelines for the evaluation of hearing preservation in acoustic neuroma (vestibular schwannoma). American Academy of Otolaryngology-Head and Neck Surgery Foundation, INC. Otolaryngol Head Neck Surg. 1995;113(3):179–80.
[7] Samii M, Metwali H, Gerganov V. Efficacy of microsurgical tumor removal for treatment of patients with intracanalicular vestibular schwannoma presenting with disabling vestibular symptoms. J Neurosurg. 2017;126(5):1514–9.
[8] Mazzoni A, Zanoletti E, Denaro L, Martini A, Avella D. Retrolabyrinthine meatotomy as part of retrosigmoid approach to expose the whole internal auditory canal: rationale, technique, and outcome in hearing preservation surgery for vestibular schwannoma. Oper Neurosurg (Hagerstown). 2018;14(1):36–44.
[9] Pillai P, Sammet S, Ammirati M. Image-guided, endoscopic-assisted drilling and exposure of the whole length of the internal auditory canal and its fundus with preservation of the integrity of the labyrinth using a retrosigmoid approach: a laboratory investigation. Neurosurgery. 2009;65(6 Suppl):53–9; discussion 9.
[10] Fukushima T. Endoscopy of Meckel's cave, cisterna magna, and cerebellopontine angle. Technical note. J Neurosurg. 1978;48(2):302–6.
[11] Kurucz P, Baksa G, Patonay L, Thaher F, Buchfelder M, Ganslandt O. Endoscopic approach-routes in the posterior fossa cisterns through the retrosigmoid keyhole craniotomy: an anatomical study. Neurosurg Rev. 2017;40(3):427–48.
[12] Takemura Y, Inoue T, Morishita T, Rhoton AL. Comparison of microscopic and endoscopic approaches to the cerebellopontine angle. World Neurosurg. 2014;82(3–4):427–41.
[13] Abolfotoh M, Bi WL, Hong CK, Almefty KK, Boskovitz A, Dunn IF, et al. The combined microscopic-endoscopic technique for radical resection of cerebellopontine angle tumors. J Neurosurg. 2015;123(5):1301–11.
[14] Chovanec M, Zvěřina E, Profant O, Skřivan J, Cakrt O, Lisý J, et al. Impact of video-

endoscopy on the results of retrosigmoid-transmeatal microsurgery of vestibular schwannoma: prospective study. Eur Arch Otorhinolaryngol. 2013;270(4):1277–84.

[15] Göksu N, Bayazit Y, Kemaloğlu Y. Endoscopy of the posterior fossa and dissection of acoustic neuroma. J Neurosurg. 1999;91(5):776–80.

[16] Tatagiba MS, Roser F, Hirt B, Ebner FH. The retrosigmoid endoscopic approach for cerebellopontine-angle tumors and microvascular decompression. World Neurosurg. 2014;82(6 Suppl):S171–6.

[17] Turek G, Cotúa C, Zamora RE, Tatagiba M. Endoscopic assistance in retrosigmoid transmeatal approach to intracanalicular vestibular schwannomas—an alternative for middle fossa approach. Technical note. Neurol Neurochir Pol. 2017;51(2):111–5.

[18] Corrivetti F, Cacciotti G, Scavo CG, Roperto R, Mastronardi L. Flexible endoscopic-assisted microsurgical radical resection of intracanalicular vestibular schwannomas by retrosigmoid approach: operative technique. World Neurosurg. 2018;115:229–33.

[19] House JW, Brackmann DE. Facial nerve grading system. Otolaryngol Head Neck Surg. 1985;93(2):146–7.

[20] de Divitiis O, Cavallo LM, Dal Fabbro M, Elefante A, Cappabianca P. Freehand dynamic endoscopic resection of an epidermoid tumor of the cerebellopontine angle: technical case report. Neurosurgery. 2007;61(5 Suppl 2):E239–40; discussion E40.

[21] Baidya NB, Berhouma M, Ammirati M. Endoscope-assisted retrosigmoid resection of a medium size vestibular schwannoma tumor model: a cadaveric study. Clin Neurol Neurosurg. 2014;119:35–8.

[22] Otani N, Morimoto Y, Fujii K, Toyooka T, Wada K, Mori K. Flexible ultrathin endoscope integrated with irrigation suction apparatus for assisting microneurosurgery. World Neurosurg. 2017;108:589–94.

第 16 章　骨水泥修复颅骨缺损
Fluid Cement for Bone Closure

Alberto Campione, Guglielmo Cacciotti, Raffaelino Roperto, Carlo Giacobbo Scavo, Luciano Mastronardi　著

羟基磷灰石是人体骨骼的主要成分，由磷酸钙矿物化合物 [Ca（PO$_4$）$_2$（OH）$_2$] 组成。早期多孔陶瓷羟基磷灰石制品来源于海洋珊瑚的碳酸钙骨骼，陶瓷制品是通过加热熔化单个晶体，产生一种坚硬、易碎和不可吸收的材料 [1, 2]。目前非陶瓷羟基磷灰石水泥是由羟基磷灰石在生理 pH 状态下常温反应结晶而形成。术中将磷酸四钙和无水磷酸氢钙溶于磷酸钠溶液，形成一种 5～10min 内成形并硬化的材料，4h 后形成羟基磷灰石骨水泥，且不溶于水。羟基磷灰石骨水泥有两种形式：一种是黏稠颗粒糊（BoneSource，Stryker，Kalamazoo，MI，USA），另一种是黏稠注射液（HydroSet，Stryker，Kalamazoo，MI，USA），两种羟基磷灰石骨水泥属性相似，而 HydroSet 抗渗出性能更佳。选择哪一种材料取决于缺损类型和术者喜好。BoneSource 呈黏稠糊状，适用于修补较大骨质缺损；Hydroset 是一种黏稠液体，适用填充狭窄骨缝，对于修复断断续续、深浅不一的骨缺损具有特殊优势 [1, 3]。

羟基磷灰石骨水泥本身并无成骨能力，但它作为支架具有诱导成

骨作用，骨细胞可在其表面和孔隙里生长。数项研究通过活检和影像学检查发现，长期植入羟基磷灰石后可形成新皮质骨和松质骨 [2, 4-6]。与植入其他异体材料不同，适当固定羟基磷灰石骨水泥后不会引起持续性炎症、毒性、异物巨细胞反应、纤维组织包裹和钙磷代谢异常 [1, 2, 7]。两种类型羟基磷灰石骨水泥都必须应用于干燥术腔，直接填充部分骨缺损或相邻的两个骨断端之间，促进骨传导和骨融合 [3]。

羟基磷灰石骨水泥微孔直径为 2～5nm，抗感染能力很强，羟基磷灰石骨水泥相关感染多为血肿后继发感染。术后早期术区渗液导致羟基磷灰石骨水泥颗粒不能凝固，进而颗粒流失，最终形成皮下积液 [3]。Kveton 等首先报道这种现象 [2]，2 例利用骨水泥修复枕下入路骨瓣缺损者经 X 线检查时发现全部骨水泥被吸收，作者认为关闭术腔时未能彻底止血、术后形成血肿是骨水泥吸收的原因 [1, 2]，从而证实这是一种对渗出敏感的材料。同理，凝固延迟、导致羟基磷灰石骨水泥骨折外伤可能引起延迟性水肿和迟发性血肿，继发羟基磷灰石骨水泥降解甚至再感染 [3]。

幸运的是，通过合理使用和辅导患者，经验丰富的外科医生使用羟基磷灰石骨水泥的并发症不到 5%。合理应用（包括术腔干燥）是获得良好预后的关键，特别是颅底部位容易形成血肿并受硬脑膜持续搏动影响 [2]。羟基磷灰石骨水泥与磷酸钠溶液充分混合后必须立即填充于手术部位，几分钟内完成操作，以便有充分的时间羟基磷灰石骨水泥不受干扰完全凝固 [3]。

开颅术后无论是单独使用或配合其他材料使用羟基磷灰石骨水泥目前均有争议，无法定论。羟基磷灰石骨水泥的使用取决于颅骨缺损类型、大小及是否颅骨成形。Tadros 和 Costantino 提出颅骨缺损修复指

导原则为 [3]，切除肿瘤后只有骨质缺损而无软组织缺损时应修补硬膜再用钛网加固；当单个缺损 < 5cm^2 时可以考虑使用羟基磷灰石骨水泥修复；缺损 > 5cm^2 时应联合使用钛网和羟基磷灰石骨水泥 [3]。乙状窦后入路切除听神经瘤手术的颅骨缺损面积约为 3cm^2，建议单独使用羟基磷灰石骨水泥进行修复。实际上，多有报道乙状窦后入路时仅使用羟基磷灰石骨水泥对颅骨缺损进行修复。

乙状窦后入路使用羟基磷灰石骨水泥报道不多且结论不一。有报道效果良好，也有报道并发症太多 [8-10]。乙状窦后入路切除听神经瘤术后使用羟基磷灰石骨水泥报道更少，Kveton 等报道 7 例中有 5 例重建成功 [2]，另外 2 例羟基磷灰石骨水泥完全吸收，可能是关闭术腔时止血不彻底所致；无脑脊液漏，1 例无菌性脑膜炎。有趣的是，与未接受颅骨修补者相比，接受颅骨修补者术后头痛发生率较低（20% *vs* 60%）。

最新报道乙状窦后入路颅骨修复多为显微血管减压术（microvascular decompressions，MVD）或脑神经功能障碍手术，只有少数为听神经瘤手术。Eseonu 等报道了乙状窦后入路 MVD 采用不同方法修补颅骨缺损术后脑脊液漏和伤口感染的发生率 [9]。一种是使用磷酸钙骨水泥的"完全"颅骨成形术，利用骨瓣结合模拟骨或单独使用模拟骨完全修复颅骨缺损；另一种是使用聚乙烯钛网的"不完全"颅骨成形术，仅使用骨瓣或钛网来部分重建颅骨缺损或什么材料都不用。"完全"颅骨成形术 105 例（R 组），使用聚乙烯钛网"不完全"颅骨成形术 116 例（NR 组），脑脊液发生率 R 组为 0%，NR 组高达 4.5%，两组有显著差异（*P*=0.03）；伤口感染率 R 组为 2%，NR 组为 2.7%，两组无统计学差异。

Aldahak 等评估乙状窦后入路（脑神经功能障碍）使用羟基磷灰石骨水泥修复颅骨缺损的安全性和有效性[11]。93 例患者均采用羟基磷灰石骨水泥修复颅骨缺损；术后无深部感染，但 3 例（3.2%）出现浅表伤口感染需要重新清创；无脑脊液漏，但有 1 例（1%）术后 15 天发生假性脑膜膨出，腰椎引流失败后进行二次修正性手术，钛网更换羟基磷灰石骨水泥修复缺损；1 例（1%）术后长期伤口疼痛，持续服用止疼药，术后 6 个月疼痛减轻但仍持续了 1 年；1 例（1%）抱怨术后切口感染清创缝合后形成瘢痕影响美观，余无抱怨影响美观，无皮下可触及肿块或外观畸形[11]。

Luryi 等报道乙状窦入路利用羟基磷灰石骨水泥修复颅骨缺损脑脊液漏、伤口感染及其他并发症[10]。20 例患者，其中 5 例为听神经瘤；无脑脊液漏、术后感染，只有 1 例（5%）在术后 4 个月耳后切口周围出现囊肿，随访数月囊肿逐渐增大并破裂、继发感染，影像学检查发现邻近小脑病变再次手术切除并修复；5 例听神经瘤术后 1 例（20%）出现中耳积液，另外 1 例术后 7 天跌倒发现小脑少量出血，经密切监护、保守治疗后自行好转[10]。

Benson 和 Djalilian 报道了 2 例乙状窦后入路术后发生骨水泥吸收、随后皮下积液[8]。两者均有类似脑脊液漏表现，清除骨水泥碎块后无进一步并发症。作者认为羟基磷灰石骨水泥不应用于乙状窦后 / 枕下入路颅骨缺损重建，并发症太高令人难以接受[8]。

本中心采用先复位骨瓣、钛钉固定后再使用羟基磷灰石骨水泥方法修复颅底缺损（图 16-1）。羟基磷灰石骨水泥黏合剂为 HadSet（Stryker，Kalamazoo，MI，USA） 和 OsteoVation（Osteomed，Addison，TX，USA），两者均为可注射材料，必须即刻混合，共享基

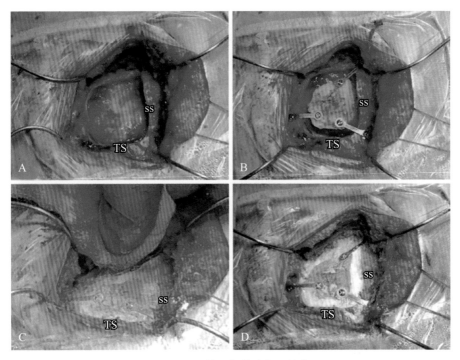

▲ 图 16-1　使用羟基磷灰石骨水泥

每张图片均标注乙状窦和横窦。ss. 乙状窦；TS. 横窦。A. 左侧乙状窦入路切除听神经瘤后，缝合硬脑膜并使用纤维蛋白黏合剂；B. 复位骨瓣、钛钉固定；C. 使用羟基磷灰石骨水泥进行填充固定；D. 羟基磷灰石骨水泥固定后所有缝隙均已填充

本生物力学特性。OsteoVation 是一种可以在潮湿环境下使用的化学材料，不苛求术腔完全干燥，其化学成分为 α- 磷酸三钙和硅酸钠化合物，与 HadSet 略有不同。我们最近研究在乙状窦后入路中利用自体颅骨膜内衬法修补硬脑膜结合骨水泥修复颅骨缺损，术后无伤口感染、脑膜炎、脑脊液 [12]。

下一步需要多中心研究确认乙状窦后入路听神经瘤术后使用羟基磷灰石骨水泥修复颅骨缺损的优势和并发症 [10]。但是从防止脑脊液漏发生的角度看，今后的研究不仅要关注修复颅骨缺损，而且要考虑硬脑膜成形和颅骨成形相结合，我们的经验后者更佳。

参考文献

[1] Kveton JF, Coelho DH. Hydroxyapatite cement in temporal bone surgery: a 10 year experience. Laryngoscope. 2004;114(1):33–7.

[2] Kveton JF, Friedman CD, Piepmeier JM, Costantino PD. Reconstruction of suboccipital craniectomy defects with hydroxyapatite cement: a preliminary report. Laryngoscope. 1995;105(2):156–9.

[3] Tadros M, Costantino PD. Advances in cranioplasty: a simplified algorithm to guide cranial reconstruction of acquired defects. Facial Plast Surg. 2008;24(1):135–45.

[4] Costantino PD, Friedman CD, Jones K, Chow LC, Pelzer HJ, Sisson GA. Hydroxyapatite cement. I. Basic chemistry and histologic properties. Arch Otolaryngol Head Neck Surg. 1991;117(4):379–84.

[5] Friedman CD, Costantino PD, Jones K, Chow LC, Pelzer HJ, Sisson GA. Hydroxyapatite cement. II. Obliteration and reconstruction of the cat frontal sinus. Arch Otolaryngol Head Neck Surg. 1991;117(4):385–9.

[6] Kveton JF, Friedman CD, Costantino PD. Indications for hydroxyapatite cement reconstruction in lateral skull base surgery. Am J Otol. 1995;16(4):465–9.

[7] Kamerer DB, Hirsch BE, Snyderman CH, Costantino P, Friedman CD. Hydroxyapatite cement: a new method for achieving watertight closure in transtemporal surgery. Am J Otol. 1994;15(1):47–9.

[8] Benson AG, Djalilian HR. Complications of hydroxyapatite bone cement reconstruction of retrosigmoid craniotomy: two cases. Ear Nose Throat J. 2009;88(11):E1–4.

[9] Eseonu CI, Goodwin CR, Zhou X, Theodros D, Bender MT, Mathios D, et al. Reduced CSF leak in complete calvarial reconstructions of microvascular decompression craniectomies using calcium phosphate cement. J Neurosurg. 2015;123(6):1476–9.

[10] Luryi AL, Bulsara KR, Michaelides EM. Hydroxyapatite bone cement for suboccipital retrosigmoid cranioplasty: a single institution case series. Am J Otolaryngol. 2017;38(4):390–3.

[11] Aldahak N, Dupre D, Ragaee M, Froelich S, Wilberger J, Aziz KM. Hydroxyapatite bone cement application for the reconstruction of retrosigmoid craniectomy in the treatment of cranial nerves disorders. Surg Neurol Int. 2017;8:115.

[12] Mastronardi L, Cacciotti G, Caputi F, Roperto R, Tonelli MP, Carpineta E, et al. Underlay hourglass-shaped autologous pericranium duraplasty in "key-hole" retrosigmoid approach surgery: technical report. Surg Neurol Int. 2016;7:25.

第 17 章　阿司匹林抑制微小残留肿瘤
Aspirin Administration for Control of Tumor Millimetric Residual

Alberto Campione, Guglielmo Cacciotti, Raffaelino Roperto, Carlo Giacobbo Scavo, Luciano Mastronardi　著

最近几年大量转化医学研究催生了听神经瘤外科新兴疗法。CNS 发布的最新指南主要涉及 3 个领域，即药物治疗、预康复和前沿手术护理[1]。药物治疗方面，关于炎性信号通路在听神经瘤发病机制中的作用等新发现，激励研究人员尝试利用阿司匹林或非甾体抗炎药（nonsteroidal anti-inflammatory drugs，NASIDs）治疗听神经瘤。CNS 发布的新兴疗法循证指南建议，对"随访观察"的听神经瘤患者可以考虑使用阿司匹林预防肿瘤生长[1]，但也有文献报道不同意见。有关水杨酸盐和 NASIDs 影响听神经瘤生长速度的研究，体内试验、体外实验均有报道。

一、体外实验

2011 年 Hong 等应用免疫组化技术检测 30 例听神经瘤患者（其中 15 例为散发病例）的环氧合酶 -2（cyclooxygenase 2，COX-2）表

达、微血管密度和增殖速率[2]。COX 能催化前列腺素（prostaglandins，PGs）的生物合成，而前列腺素是一种可以激发炎症反应的类激素脂质化合物。研究发现，29 例检测到 COX-2 表达，且 COX-2 高表达者 Ki-67 增殖指数显著高于 COX-2 低表达者。因此，他们认为 COX-2 在听神经瘤增殖中发挥了至关重要的作用，COX-2 表达与听神经瘤生长速度相关[2]。

2015 年 Dilwali 等研究 COX-2 在听神经瘤中的作用，探讨 COX-2 抑制剂水杨酸盐对听神经瘤的抑制作用[3]，选择了三种水杨酸盐：阿司匹林、水杨酸钠（NaSal）和 5- 氨基水杨酸（5-aminosalicylic acid，5-ASA）。与对照组的人体神经组织和原代 Schwann 细胞（Schwann cells，SCs）相比，COX-2 在人听神经瘤标本和听神经瘤原代细胞中均异常表达，而且 COX-2 下游产物前列腺素 E_2（PGE_2）的表达水平与原代培养的听神经瘤细胞增殖率相关。这种密切相关性也进一步证实了之前的发现，COX-2 表达与听神经瘤生长率相关[2]。相反，在培养基中加入水杨酸盐后前列腺素 E_2 的表达明显降低，证明水杨酸盐能够抑制 COX-2 表达。此外，阿司匹林和水杨酸钠也可以通过阻断 IκK 激酶直接抑制活化的 B 细胞核因子 κ 轻链增强子，有趣的是，COX-2 基因启动子正好有一个 κB 结合位点。因此，Dilwali 等推测水杨酸盐通过抑制 NF-κB 诱导的细胞增殖，从而减少 COX-2 表达[3]。

这些药物既不增加听神经瘤细胞死亡，也不影响正常 Schwann 细胞。阿司匹林体外实验细胞抑制结果与之前 Kandathil 等临床发现一致[4]，服用阿司匹林的听神经瘤患者肿瘤生长较慢[3]。水杨酸盐的细胞抑制作用似乎只针对听神经瘤细胞，相同浓度药物对并不影响正常 Schwann 细胞增殖。

二、临床研究

Kandathil 等临床研究结果令人鼓舞 [4, 5]，成为 CNS 制定指南的核心基础。但一些最新研究对此提出异议 [6, 7]，这恰恰证明随机、双盲、对照实验的重要性和价值 [4-7]。

2014 年 Kandathil 等临床研究探讨阿司匹林能否抑制听神经瘤生长（至少间隔 4 个月连续 MRI 扫描观察肿瘤大小变化，> 0mm/ 年）[4]，347 例患者中 81 例服用阿司匹林，33 例（40.7%）肿瘤增大，48 例（59.3%）无变化；266 例未服用阿司匹林者，154 例（57.9%）肿瘤增大，112 例（42.1%）无变化。不考虑年龄和性别因素，两组之间有显著统计学差异（P=0.0076，OR 0.5，95% CI 0.29～0.85），作者首次证实服用阿司匹林与肿瘤生长呈负相关 [4]。

2016 年同一团队利用更精确的体积测量方法观测肿瘤生长（体积比初次 MRI 增大 > 20% 定为增长）[5]。86 例患者利用 MRI 扫描（3D 重建计算体积）随访 11 年（平均 53 个月），25 例服用阿司匹林者 8 例（32%）肿瘤增大，17 例（68%）无变化；61 例未服用阿司匹林者 36 例（59%）肿瘤增大。不考虑年龄和性别的因素，服用阿司匹林与听神经瘤生长呈显著负相关（P=0.03；OR 0.32；95% CI 0.11～0.91）。据此作者认为阿司匹林可能是一种听神经瘤细胞抑制剂，他们推测在合适情况下可考虑服用阿司匹林避免手术或放射治疗，至少服用阿司匹林可以给患者和临床医生提供更多时间来决定是否接受干预 [5]。

Hunter 等首次明确报道与上述研究不一致结果 [6]，564 例听神经瘤患者在临床干预前至少接受两次 MRI 检查，158 例服用阿司匹林，96

例服用 NSAID，20 例同时服用阿司匹林和 NSAID，服用剂量不尽相同。不管是否服用阿司匹林还是服用不同剂量，均与肿瘤生长无关（两次 MRI 检查肿瘤最大直径增加 ≥ 2mm 定义为增长）。进一步分析，不管是否服用 NSAID 还是 COX-2 选择程度，均与肿瘤生长无关 [6]。作者认为，可能是不同的实验设计、随访时间长短以及确定肿瘤增长的标准等差异，导致其结果与 Kandathil 的结果不同 [4, 5]。

MacKeith 等利用邮件问卷调查和电话随访来了解听神经瘤患者服用阿司匹林情况 [7]。利用倾向评分匹配控制年龄、性别和肿瘤大小差异，连续 MRI 检查发现肿瘤增大者为实验组（220 例），肿瘤大小稳定者对照组（217 例）。结果发现对照组服用阿司匹林者多于实验组（22.1% vs. 17.3%），但调整配对协变量后未发现阿司匹林与肿瘤稳定相关（P=0.475）。逻辑回归分析（方差分析）发现初诊时肿瘤大小是唯一与肿瘤生长密切相关因素（以 Hunter 等定义 [6]）（$P < 0.0001$）。作者将其研究结果与 Kandathil 研究进行了比较 [4, 5]，认为肿瘤生长的定义和服用阿司匹林的不同可能是结果差异的原因。更重要的是，作者发现在对肿瘤大小进行分层之前，其结果与 Kandathil 的研究结果相同即服用阿司匹林与肿瘤生长呈负相关，但以倾向评分匹配控制肿瘤大小差异后发现使用阿司匹林与肿瘤生长无相关性，这可能是结果矛盾的主要原因 [7]。

三、展望和个人经验

下一步研究需要采用随机、双盲、对照试验来明确阿司匹林在听神经瘤治疗中的作用。阿司匹林具有诸多优点，这是一种药物代谢动力学和药效动力学已被深入研究的常用药物，其疗效、不良反应和毒性已然明确。

首先需要解决的问题是阿司匹林抑制听神经瘤生长的效果，如果有效，下一步研究则需精确制定药物使用剂量。实际上，阿司匹林及 NSAID 体内治疗听神经瘤有效浓度尚未确定。Dilwali 等基于水杨酸盐体外细胞实验结果推测口服剂量阿司匹林 800mg 应该有效 [3]。但这种推测未考虑药物在脑脊液（cerebrospinal fluid，CSF）中分布情况。实际上，水杨酸盐很容易通过血 - 脑屏障，可以达到血液浓度的 50% [8]，此结果意味着水杨酸盐治疗听神经瘤更令人期望。无论如何，肿瘤组织中的水杨酸盐浓度可能与血清浓度相似，毕竟血 - 脑屏障已被颅内肿瘤破坏 [9]。

第二个要解决的问题甚至是更大的目标是，将阿司匹林作为抑制肿瘤生长的二级预防药物，换言之，如果术中残留微小肿瘤者使用阿司匹林，作为肿瘤抑制剂有望降低复发风险。本书作者之一（L. M.）经验：2014 年 6 月开始，9 例听神经瘤次全切除者术后口服阿司匹林预防复发，迄今随访时间最长 47 个月，只有第一例复发并再次手术，余未复发继续随访（尚未发表）。

参考文献

[1] Van Gompel JJ, Agazzi S, Carlson ML, Adewumi DA, Hadjipanayis CG, Uhm JH, et al. Congress of Neurological Surgeons systematic review and evidence-based guidelines on emerging therapies for the treatment of patients with vestibular schwannomas. Neurosurgery. 2018;82(2):E52–E4.

[2] Hong B, Krusche CA, Schwabe K, Friedrich S, Klein R, Krauss JK, et al. Cyclooxygenase-2

supports tumor proliferation in vestibular schwannomas. Neurosurgery. 2011;68(4):1112–7.

[3] Dilwali S, Kao SY, Fujita T, Landegger LD, Stankovic KM. Nonsteroidal anti-inflammatory medications are cytostatic against human vestibular schwannomas. Transl Res. 2015;166(1): 1–11.

[4] Kandathil CK, Dilwali S, Wu CC, Ibrahimov M, McKenna MJ, Lee H, et al. Aspirin intake correlates with halted growth of sporadic vestibular schwannoma in vivo. Otol Neurotol. 2014;35(2):353–7.

[5] Kandathil CK, Cunnane ME, McKenna MJ, Curtin HD, Stankovic KM. Correlation between aspirin intake and reduced growth of human vestibular schwannoma: volumetric analysis. Otol Neurotol. 2016;37(9):1428–34.

[6] Hunter JB, O'Connell BP, Wanna GB, Bennett ML, Rivas A, Thompson RC, et al. Vestibular schwannoma growth with aspirin and other nonsteroidal anti-inflammatory drugs. Otol Neurotol. 2017;38(8):1158–64.

[7] MacKeith S, Wasson J, Baker C, Guilfoyle M, John D, Donnelly N, et al. Aspirin does not prevent growth of vestibular schwannomas: a case-control study. Laryngoscope. 2018; 128(9): 2139–44.

[8] Bannwarth B, Netter P, Pourel J, Royer RJ, Gaucher A. Clinical pharmacokinetics of nonsteroidal anti-inflammatory drugs in the cerebrospinal fluid. Biomed Pharmacother. 1989; 43 (2): 121–6.

[9] Bart J, Groen HJ, Hendrikse NH, van der Graaf WT, Vaalburg W, de Vries EG. The blood-brain barrier and oncology: new insights into function and modulation. Cancer Treat Rev. 2000; 26(6):449–62.

第 18 章　弥散张量成像术前定位面神经
DTI for Facial Nerve Preoperative Prediction of Position and Course

Alberto Campione, Guglielmo Cacciotti, Raffaelino Roperto, Carlo Giacobbo Scavo, Luciano Mastronardi　著

　　现代听神经瘤手术的目标是在保留神经功能和生活质量的基础上全切肿瘤。术后面瘫是听神经瘤手术的主要并发症之一，5% 病例术中面神经受损。因此，术前定位面神经走行十分重要，尤其大听神经瘤（＞3cm）的面神经通常变得扁平或散开、在脑桥小脑角区走行方向难以预判，术者难以识别，保护面神经的难度增大[1]。目前术中尽早识别面神经的策略是根据面神经解剖标志以及电刺激和肌电监测[1]。任何术前帮助定位面神经的影像学研究理论上都能提高手术的安全性，帮助术中避免意外损伤面神经[2]。

　　Sartoretti-Schefer 等证实利用 MR 脑池造影等常规 MRI 技术难以显示大肿瘤（＞2.5cm）的面神经走行，此时内听道和脑桥小脑角面神经受压变细、解剖标志消失[3]。有鉴于此，利用弥散张量成像 - 纤维束追踪（diffusion tensor imaging-fiber tracking，DTI-FT）或称为弥散张量纤维束成像（diffusion tensor tractography，DTT）技术追踪面神经已成为一种可靠的技术。

　　DTT 是一种通过弥散加权扫描整合多梯度方向测量水分子弥散方

向的 MRI 成像新技术[4]。一般认为白质束内水分子弥散方向各异，大多沿纤维束方向弥散。DTT 可以三维重建正常人脑神经。一个 3D 向量场（张量）指定一个像素，重建上述信息、代表特定感兴趣区（region of interest，ROI）白质束，以高度可重复方式获得纤维束重建模型[5]。如果能追踪到一条沿着肿瘤包膜表面从内听道到脑干的连续纤维束，则认为 DTT 成功重建听神经瘤患者面神经[6]。

一、基于弥散张量成像纤维追踪

2006 年 Taoka 等首次利用 DTT 术前定位听神经瘤患者面神经行程并与术中所见进行验证[6]。8 例患者中有 7 例（87.5%）在内听道与脑干之间追踪到面神经纤维束，其中 5 例（71.4%）与术中所见一致[2]。

Gerganov 等对 22 例大听神经瘤患者进行 DTI 扫描，并利用导航软件后处理显示面神经纤维束[1]。22 例（100%）均追踪到内听道至脑干的面神经的位置和走行，手术符合率（surgical concordance rate，SCR）（影像预测与手术所见符合率）为 90.9%。两种神经形态（紧凑或松散）的 DTT 无差异。除了显示纤维束图像外，DTT 还可以提供包括各向异性分数（fractional anisotropy，FA）等特定参数信息，FA 是轴突等结构水分子弥散限制程度[7]。FA 可以反映神经微观结构和轴突性质等信息，包括脱髓鞘、炎症和轴突直径。此外，定量测量 FA 可用于研究纤维束的轴突完整性。在此基础上，Zhang 等推测面神经 FA 最大值在一定程度上反映了神经的形态学特征等特性[8]。对 30 例患者进行前瞻性研究发现面神经 FA 最大值在区分面神经紧凑或松散状态方面具有中等诊断

价值 [曲线下面积（area under curve，AUC）0.84；95% CI 0.69～0.98；
P=0.002]，此结论与上述 Gerganov 发现相反。另外，Zhang 等报道基
于 DTT 基础上的术前面神经定位的手术符合率高达 96.7%[8]。

　　Choi 等前瞻性地搜集了 11 例听神经瘤患者术前利用 DTT 技术进
行面神经定位的资料[6]，影像分析与术中所见进行验证。所有患者术前
追踪面神经均与术中所见相符（手术符合率为 100%），作者还首次在
术后 3 个月利用 DTT 技术确认面神经是否完整，所有患者面神经均保
存完整[6]。

　　Wei 等选择 23 例 Hannover 分级 T_{3b}～T_{4b} 的听神经瘤患者[9]，利用
DTT 技术术前识别面神经和耳蜗神经，DTT 识别面神经比较容易，识
别率为 100%，手术符合率高达 91.3%；耳蜗神经识别比较麻烦，4 例
具有听力者根据解剖标志推断功能不清的纤维属于耳蜗神经[9]。

　　最近文献报道的 DTT 面神经检出率及手术符合率与之前报道结果
一致。Song 等报道 15 例患者术前面神经检出率 93.3%，手术符合率
为 92.9%[10]。Hilly 等利用 DTI 技术检测了 113 例正常人和 21 例中等及
大肿瘤患者[11]，术前面神经检出率分别为 97% 和 95%，手术符合率为
90%（经迷路入路）[11]。

　　业已发表大量综述试图总结利用 DTT 术前检测面神经的优势[5, 12]。
最新综述为 Savardekar 等发表[5]，分析 14 项利用 DTI-FT 技术术前定
位面神经的研究，要求基于术中镜下所见和电生理监测确认手术符合
率，前述相关文献均在此综述中。作者汇总分析 234 例听神经瘤患者，
226 例（96.6%）术前完整追踪到面神经走行，205 例（90.7%）术前
DTI-FT 发现与术中所见一致。作者认为大听神经瘤（＞2.5cm）术前
DTT 定位面神经对设计手术有一定辅助作用[5]。

神经外科医师协会发布的有关影像对听神经瘤患者诊治价值的指南认为 [13]，增强 T_2 加权 MRI 扫描序列（如 CISS/FIESTA 或 DTI）术前定位面神经可以作为术前评估方法，但 DTT 在保留面神经功能上的直接价值还有待大量研究。

二、从面 – 听神经束到面神经

利用 DTT 技术重建听神经瘤患者的面神经，可以追踪到一条连续的从内听道到脑干、沿肿瘤被膜走行的纤维束 [6]，推测此为面 – 听神经束而不是独立的面神经。应用成像追踪技术详细分析脑神经是一项新技术，因此具有一定的局限性，包括难以辨别面神经和听神经。虽然可以根据纤维束的位置获得一些信息，但难以准确区分单个纤维，主要原因是此处面神经和听神经解剖相邻、形态相似，受体素大小所限导致 DTT 扫描难以从影像上区分面神经和听神经 [4]。

Roundy 等首次开发了一种新的高密度弥散张量（high-density diffusion tensor，HD–DT）成像技术 [14]，旨在术前追踪和定位大肿瘤（＞ 2.5cm）的面神经。前瞻性地研究了 5 例患者，术前分别采用传统 DTI 及 HD–DT 成像定位面神经，再与术中所见验证。采用 HD–DT 成像时所有患者均可定位面神经（手术符合率为 100%），而采用传统成像时 5 例患者中 4 例未能定位面神经 [14]。

Yoshino 等采用了类似的高分辨技术 [15]，利用高纬度弥散磁共振成像和基于图谱纤维追踪技术达到实质性地改善图像质量来追踪脑神经走行轨迹。利用弥散光谱成像技术扫描 5 例正常人和 3 例脑肿瘤患者获得高纬度分辨率纤维束追踪效果，另外，从人脑连接项目（Human Connectome Project，HCP）数据库下载 488 例 MRI 弥散成像模板绘制图谱追踪神经纤维走行，发现可以从面神经出脑干处至邻近外展神经核追踪到脑干段面神经。上述结果意味着高纬度分辨率纤维追踪技术能够区分面神经和前庭耳蜗神经，追踪成像技术能清晰显示被脑瘤压迫移位的脑神经，且得到术中证实。需要大宗病例进一步研究该技术的临床应用价值[15]。

三、技术联合、突破限制

因为三维纤维束叠加在二维肿瘤扫描图像上，故 DTT 技术无法三维显示脑神经 / 肿瘤复合体。Chen 等评估结合脑神经 DTT 与肿瘤 MRI 成像能否提供更清晰的三维视角[4]，利用 DTI 和 MRI 扫描分析 3 例听神经瘤，根据 MRI 图像重建肿瘤三维模型，通过线性匹配叠加两组图像。两种技术结合能够重建脑神经 / 肿瘤复合体空间关系，比二维图像具有更好可视性。这种技术可能有助于设计放疗和神经导航。实际上放射外科治疗时，两种技术的结合可以控制放疗范围及照射脑神经的剂量[6]。至于目前商业化的神经导航软件尚未细化到对小感兴趣区如脑桥小脑角脑神经进行建模。但采用追踪成像整合神经导航系统后可以实现术前 DTT 预测面神经走行与术中所见实时对比[16]。

Yoshino 等探讨联合应用 DTT 和对比增强快速平衡稳态采集序列（contrast-enhanced fast imaging employing steady-state acquisition，CE-FIESTA）能否提高术前定位面神经甚至耳蜗神经的预测精确度[17]，以

往很少报道单独使用 DTT 定位耳蜗神经[9]。22 例听神经瘤术中识别面神经和耳蜗神经，联合应用 DTT 和 CE-FIESTA 定位耳蜗神经的准确率是 63.6%（14/22），但定位面神经的准确率也只有 63.6%（14/22），远低于 Savardekar 综述所报道数据[5]。

Zolal 等未采用联合 DTT 的方式[18]，而是提出概率法非张量基础纤维追踪技术可能具有提取纤维方向信息更多的优势：此处多个纤维占据同一像素，脑神经处于亚像素状态。此外，概率法考虑到了数据的不确定性，每一步都对下一步的可能方向进行建模。与确定性追踪相比，概率法对每一个追踪的像素连接成图像。研究 21 例大听神经瘤，术前进行概率追踪，术后预测面神经和耳蜗神经可能位置，术中确认神经真实位置。面神经准确率 81%，耳蜗神经准确率 33%[18]。需要大宗病例进一步研究概率法的潜在优势。

参考文献

[1] Gerganov VM, Giordano M, Samii M, Samii A. Diffusion tensor imaging-based fiber tracking for prediction of the position of the facial nerve in relation to large vestibular schwannomas. J Neurosurg. 2011;115(6):1087–93.

[2] Taoka T, Hirabayashi H, Nakagawa H, Sakamoto M, Myochin K, Hirohashi S, et al. Displacement of the facial nerve course by vestibular schwannoma: preoperative visualization using diffusion tensor tractography. J Magn Reson Imaging. 2006;24(5):1005–10.

[3] Sartoretti-Schefer S, Kollias S, Valavanis A. Spatial relationship between vestibular schwannoma and facial nerve on three-dimensional T2-weighted fast spin-echo MR images. AJNR Am J Neuroradiol. 2000;21(5):810–6.

[4] Chen DQ, Quan J, Guha A, Tymianski M, Mikulis D, Hodaie M. Three-dimensional in vivo modeling of vestibular schwannomas and surrounding cranial nerves with diffusion imaging tractography. Neurosurgery. 2011;68(4):1077–83.

[5] Savardekar AR, Patra DP, Thakur JD, Narayan V, Mohammed N, Bollam P, et al. Preoperative diffusion tensor imaging-fiber tracking for facial nerve identification in vestibular schwannoma: a systematic review on its evolution and current status with a pooled data analysis of surgical concordance rates. Neurosurg Focus. 2018;44(3):E5.

[6] Choi KS, Kim MS, Kwon HG, Jang SH, Kim OL. Preoperative identification of facial nerve in vestibular schwannomas surgery using diffusion tensor tractography. J Korean Neurosurg Soc. 2014;56(1):11–5.

[7] Hodaie M, Quan J, Chen DQ. In vivo visualization of cranial nerve pathways in humans using diffusion-based tractography. Neurosurgery. 2010;66(4):788–95; discussion 95–6.

[8] Zhang Y, Mao Z, Wei P, Jin Y, Ma L, Zhang J, et al. Preoperative prediction of location and shape of facial nerve in patients with large vestibular schwannomas using diffusion tensor imaging-based fiber tracking. World Neurosurg. 2017;99:70–8.

[9] Wei PH, Qi ZG, Chen G, Hu P, Li MC, Liang JT, et al. Identification of cranial nerves near large vestibular schwannomas using superselective diffusion tensor tractography: experience with 23 cases. Acta Neurochir (Wien). 2015;157(7):1239–49.

[10] Song F, Hou Y, Sun G, Chen X, Xu B, Huang JH, et al. In vivo visualization of the facial nerve in patients with acoustic neuroma using diffusion tensor imaging-based fiber tracking. J Neurosurg. 2016;125(4):787–94.

[11] Hilly O, Chen JM, Birch J, Hwang E, Lin VY, Aviv RI, et al. Diffusion tensor imaging tractography of the facial nerve in patients with cerebellopontine angle tumors. Otol Neurotol. 2016;37(4):388–93. https://www.ncbi.nlm.nih.gov/pubmed/26905823.

[12] Ung N, Mathur M, Chung LK, Cremer N, Pelargos P, Frew A, et al. A systematic analysis of the reliability of diffusion tensor imaging tractography for facial nerve imaging in patients with vestibular schwannoma. J Neurol Surg B Skull Base. 2016;77(4):314–8.

[13] Dunn IF, Bi WL, Mukundan S, Delman BN, Parish J, Atkins T, et al. Congress of Neurological Surgeons systematic review and evidence-based guidelines on the role of imaging in the diagnosis and management of patients with vestibular schwannomas. Neurosurgery. 2018;82(2):E32–E4.

[14] Roundy N, Delashaw JB, Cetas JS. Preoperative identification of the facial nerve in patients with large cerebellopontine angle tumors using high-density diffusion tensor imaging. J Neurosurg. 2012;116(4):697–702.

[15] Yoshino M, Abhinav K, Yeh FC, Panesar S, Fernandes D, Pathak S, et al. Visualization of cranial nerves using high-definition fiber tractography. Neurosurgery. 2016;79(1):146–65.

[16] Li H, Wang L, Hao S, Li D, Wu Z, Zhang L, et al. Identification of the facial nerve in relation to vestibular schwannoma using preoperative diffusion tensor tractography and intraoperative tractography-integrated neuronavigation system. World Neurosurg. 2017;107:669–77.

[17] Yoshino M, Kin T, Ito A, Saito T, Nakagawa D, Ino K, et al. Combined use of diffusion tensor tractography and multifused contrast-enhanced FIESTA for predicting facial and cochlear nerve positions in relation to vestibular schwannoma. J Neurosurg. 2015;123(6):1480–8.

[18] Zolal A, Juratli TA, Podlesek D, Rieger B, Kitzler HH, Linn J, et al. Probabilistic tractography of the cranial nerves in vestibular schwannoma. World Neurosurg. 2017;107:47–53.

第 19 章　前庭测试预判听神经瘤起源
Vestibular Testing to Predict the Nerve of Origin of Vestibular Schwannomas

Alberto Campione, Guglielmo Cacciotti, Raffaelino Roperto, Carlo Giacobbo Scavo, Luciano Mastronardi　著

听神经瘤主要起源于前庭上神经（superior vestibular nerve，SVN）或前庭下神经（inferior vestibular nerve，IVN）。前庭上神经来源于外半规管（lateral semicircular canal，LSC）、上半规管、椭圆囊和部分球囊，前庭下神经来源于后半规管（posterior semicircular canal，PSC）和大部分球囊。因此，术前检查听神经瘤患者前庭功能有助于判断肿瘤起源神经，进而预判术后听力保留状况[1-5]。前庭上神经起源肿瘤听力保存率 61%～80%，而前庭下神经起源肿瘤听力保存率仅为 16%～43%[1, 4, 5]。

不同文献报道研究不对称或病理前庭功能检查结果与听神经瘤起源神经的相关性，但结果存在争议。涉及的前庭功能检查包括姿势描记法、前庭诱发肌源性电位（vestibular evoked myogenic potentials，VEMPs）、冷热试验（常结合 VEMPs）和视频头脉冲试验（video head impulse test，vHIT）。

一、姿势描记法

电脑动态平台姿势描记仪（computerized dynamic platform posturography，CDPP）是一种感觉整合能力测试：在 6 种条件下（难度逐渐增加）进行，每一项检查 20s，记录平衡分，分数在 0%（最差）到 100%（最好）之间。检查 5 和检查 6 分别通过参照物摇摆消除视觉和本体觉信息来评估平衡系统中的前庭功能部分。检查 5 中患者闭眼站在可移动、参照物摇摆的平台，检查 6 中患者睁眼站在可移动、参照物摇摆的平台，周围环境也是参照物摇摆。每项检查重复三次，分别记录检查 5（C5S）和检查 6（C6S）的平均值（%），与经过年龄匹配的正常人数据进行对比，低于 5 个百分点可判定为病理性异常 [1]。

Gouveris 等进行了一项回顾性研究 [6]，了解 CDPP 检查结果能否术前预测听神经瘤起源神经。分析 75 例听神经瘤患者的 C5S、C6S、前庭比率（vestibular ratio，VER）和综合平衡分数（mean overall balance score，MOBS），术中辨认听神经瘤起源神经。虽然前庭上神经起源肿瘤患者 C5S 和 C6S 中位数低于前庭下神经起源肿瘤，但两组之间四项评分并无统计学差异 [6]。

Borgmann 等联合应用姿势描记和双温眼震电图（electronystag-mography，ENG）[1]。双温实验采用标准双温灌洗前庭器官，即利用 30℃和 44℃水刺激水平半规管反映前庭上神经功能状态，眼震电图记录眼球运动，最大慢相眼球运动速度计算半规管轻瘫，左右差值 ≥ 25% 定义为病理性异常。前庭下神经肿瘤 89 例，前庭上神经肿瘤 22 例。前庭上神经肿瘤患者眼震电图（$P < 0.0001$）和 CDPP（$P=0.025$）

异常结果显著高于前庭下神经来源肿瘤患者，此外，前庭上神经肿瘤患者听力保存率显著高于前庭下神经肿瘤患者（P=0.011）[1]。

二、前庭诱发肌源性电位和双温实验

VEMPs 电极布置可根据采用方案不同而异，但表面电极总是放置于刺激耳同侧胸锁乳突肌上半部分，参考电极置于胸骨上部，接地电极置于鼻根部 [4, 7]，然后，将患者头部转向非刺激耳。测试期间，通过显示器监测肌电图活动，保持肌肉张力处于稳定水平。通过耳机给出恒定刺激率的强短声或连续声刺激（根据所选方案选择不同时程和强度），刺激反应平稳后，分析第一个正负峰的波幅（即 p13-n23），以百分比计算两边差值。患侧 VEMPs 无反应或与健侧相比反应减弱判为异常反应 [4, 7]。

VEMPs 和双温试验是互相补充的前庭功能检查，事实上，两者均可单独用来检测前庭下神经和前庭上神经功能。VEMPs 就是通过刺激上半规管和后半规管引出前庭丘脑反射，后半规管信息经前庭下神经传导。另外，外耳道注入冷水 [4, 7] 或热水 [1] 刺激外半规管，经前庭上神经传导引出前庭 - 眼反射（vestibulo-ocular reflex，VOR），通过眼震电图记录下来。

Tsutsumi 等进行了一项回顾性研究 [8]，确定单独利用 VEMPs 能否预测听神经瘤的起源神经。28 例患者，前庭下神经起源听神经瘤患者 VEMPs 完全消失。作者推论，只有在一些特定病例 VEMPs 检查能够预测听神经瘤的起源神经 [8]。

Ushio 等分析 109 例单侧听神经瘤患者资料[9]，每人术前均做 VEMPs 检查和双温试验，63 例可以确定肿瘤起源神经，37 例前庭上神经起源肿瘤、26 例前庭下神经起源肿瘤两组之间的两项检查异常结果无差异；双温试验异常率前庭上神经起源组 86.5%（32/37），前庭下神经起源组 80.8%（21/26），无统计学差异（P=0.54）；VEMPs 异常率前庭上神经起源组 77.4%（24/31），前庭下神经组 66.7%（12/18），无统计学差异（P=0.41）[9]。

Suzuki 等报道结果与 Ushio 类似[7]。130 例患者双温试验和 VEMPs 异常在前庭上神经组与前庭下神经组无统计学差异（前庭上神经组 vs 前庭下神经组：双温试验 χ^2=0.618，VEMPs χ^2=0.715）[7]。

Chen 等进行了一项前瞻性研究[10]，8 例脑桥小脑角肿瘤患者接受双温试验和 VEMPs 检查，4 例接受手术，其中 3 例听神经瘤，1 例表皮样囊肿。术后随访 1 年。术中发现，1 例双温试验和 VEMPs 无反应者肿瘤累及前庭上神经和前庭下神经，与此相反，而 1 例双温试验正常、VEMPs 异常者肿瘤起源前庭下神经。随访复查双温试验和 VEMPs 检查，只有表皮样囊肿者两项检查均完全恢复，其余 3 例 VEMPs 异常者无变化。尽管病例有限，但作者认为术前 VEMPs 检查可用于预测肿瘤神经起源和制定最佳手术入路，术后 VEMPs 检查可用来确定肿瘤性质（压迫或浸润神经）及显示前庭下神经残余功能[10]。

He 等也进行了一项前瞻性研究[4]，106 例听神经瘤患者术前和随访期间均接受双温试验和 VEMPs 检查，术中由手术医生辨认神经起源。68 例肿瘤确认神经起源：前庭上神经 26 例，前庭下神经 42 例；两组病例双温试验和 VEMPs 检查结果明显不同：VEMPs 异常、双温试验正常预测前庭下神经阳性率 21.4%；VEMPs 正常、双温试验异常预测前庭上神经阳性率 50%。作者总结，双温试验和 VEMPs 检查有助于确定听神经瘤的神经起源，并可评估术后神经残余功能 [4]。

三、视频头脉冲试验

vHIT 是一种无创检查，用来定量评估前庭 - 眼反射增益以及隐性扫视波（出现于头动过程中）和显性扫视波（出现于头动结束后），即三个半规管引起的眼球跳动。检查过程包括通过特定感受器检测、量化、分析记录头部运动时眼球运动（利用视频眼电图相机）。要求患者凝视 1m 外靶点，检查者在水平面随机旋转患者头部 15°～20°，评估双侧水平半规管功能；检测垂直半规管：向右（左上半规管和右后半规管）和向左（右上半规管和左后半规管）转头 45°，然后向前、再向后脉冲刺激，每个半规管刺激 20 次以便获得持续稳定反应。评价参数为每个半规管前庭 - 眼反射增益（头动和眼动速度比值）（以百分比表示患耳功能缺陷程度）以及是否存在显性或隐性眼跳。根据年龄相关标准值将前庭 - 眼反射增益分为正常或异常，再固定眼跳（显性和隐性）是前庭中枢通路补偿前庭 - 眼反射增益值降低的一种生理现象，这是前庭 - 眼反射增益值降低的信号 [11]。当 vHIT 单独分析每个半规管异常时，检查结果的变化可解释为间接反映相应前庭神经受到病理性压迫或浸润。

Rahne 等基于 vHIT 和 cVEMP/oVEMP 提出了一种确定听神经瘤起源神经的新评分法 [12]，需要尽可能完整地收集关于前庭上神经和前庭下神经功能状态的两项检查的数据。实际上 vHIT 反映的是半规管而不是椭圆囊和球囊的功能，cVEMP 反映的是球囊功能和前庭下神经活动，oVEMP 反映的是椭圆囊功能和前庭上神经活动。该评分系统需要搜集的数据包括每个半规管前庭 – 眼反射异常增益和眼跳、cVEMP 异常及 oVEMP 异常。将术前检查数据输入评分系统，术中最终确定肿瘤起源神经。利用该评分系统分析 5 例听神经瘤，1 例肿瘤太大（Koos 4 级）术中无法确定肿瘤起源神经，另外 4 例术前预测与术中所见相一致，评分系统准确性 100%[12]。

Costanzo 等利用 vHIT（记录每个半规管前庭 – 眼反射增益、显性和隐性眼跳）分析 31 例听神经瘤患者[11]，术中确认肿瘤神经起源。29 例术中确定神经起源，其余 2 例均为 Hannover-T4b。19 例经术中证实为前庭上神经来源者，17 例 vHIT 提示前庭上神经功能异常，2 例显示正常，术前诊断准确率为 89.5%；10 例经术中证实为 IVN 来源者 9 例 vHIT 提示前庭下神经功能障碍，1 例报告正常，术前诊断准确率为 81.8%。总体而言，vHIT 结果异常提示肿瘤神经起源的准确率为 100%，而在 29 例经术中确认神经起源者预测准确率为 89.5%（26/29）。因此，作者认为 vHIT 检查判断半规管功能对预测听神经瘤的神经起源有一定的价值[11]。

参考文献

[1] Borgmann H, Lenarz T, Lenarz M. Preoperative prediction of vestibular schwannoma's nerve of origin with posturography and electronystagmography. Acta Otolaryngol. 2011;131(5):498–503.

[2] Brackmann DE, Owens RM, Friedman RA, Hitselberger WE, De la Cruz A, House JW, et al. Prognostic factors for hearing preservation in vestibular schwannoma surgery. Am J Otol. 2000;21(3):417–24.

[3] Cohen NL, Lewis WS, Ransohoff J. Hearing preservation in cerebellopontine angle tumor

surgery: the NYU experience 1974-1991. Am J Otol. 1993;14(5):423–33.

[4] He YB, Yu CJ, Ji HM, Qu YM, Chen N. Significance of vestibular testing on distinguishing the nerve of origin for vestibular schwannoma and predicting the preservation of hearing. Chin Med J (Engl). 2016;129(7):799–803.

[5] Jacob A, Robinson LL, Bortman JS, Yu L, Dodson EE, Welling DB. Nerve of origin, tumor size, hearing preservation, and facial nerve outcomes in 359 vestibular schwannoma resections at a tertiary care academic center. Laryngoscope. 2007;117(12):2087–92.

[6] Gouveris H, Akkafa S, Lippold R, Mann W. Influence of nerve of origin and tumor size of vestibular schwannoma on dynamic posturography findings. Acta Otolaryngol. 2006;126(12):1281–5.

[7] Suzuki M, Yamada C, Inoue R, Kashio A, Saito Y, Nakanishi W. Analysis of vestibular testing in patients with vestibular schwannoma based on the nerve of origin, the localization, and the size of the tumor. Otol Neurotol. 2008;29(7):1029–33.

[8] Tsutsumi T, Tsunoda A, Noguchi Y, Komatsuzaki A. Prediction of the nerves of origin of vestibular schwannomas with vestibular evoked myogenic potentials. Am J Otol. 2000;21(5):712–5.

[9] Ushio M, Iwasaki S, Chihara Y, Kawahara N, Morita A, Saito N, et al. Is the nerve origin of the vestibular schwannoma correlated with vestibular evoked myogenic potential, caloric test, and auditory brainstem response? Acta Otolaryngol. 2009;129(10):1095–100.

[10] Chen CW, Young YH, Tseng HM. Preoperative versus postoperative role of vestibular-evoked myogenic potentials in cerebellopontine angle tumor. Laryngoscope. 2002;112(2):267–71.

[11] Constanzo F, Sens P, Teixeira BC de A, Ramina R. Video head impulse test to preoperatively identify the nerve of origin of vestibular schwannomas. Oper Neurosurg. 2018. https://doi.org/10.1093/ons/opy103.

[12] Rahne T, Plößl S, Plontke SK, Strauss C. Preoperative determination of nerve of origin in patients with vestibular schwannoma. German version. HNO. 2017;65(12):966–72.

第 20 章　放疗失败再手术
Microsurgery for Vestibular Schwannomas After Failed Radiation Treatment

Yoichi Nonaka, Takanori Fukushima　著

　　目前中小型听神经瘤治疗策略主要有 3 种，包括随访观察、手术和放射治疗。过去 20 年接受立体定向治疗（stereotactic radiation therapy, SRT）者逐渐增加，接受手术者逐渐减少。20 世纪 90 年代初以来几种聚焦束 SRT 包括伽马刀（Gamma knife，GK）、赛博刀（CyberKnife, CK），诺力刀和质子刀已应用于控制听神经瘤生长。随着计算机技术进步和更精确靶向定位，SRT 已被广泛应用于治疗听神经瘤。尽管具有上述优势，仍有少数听神经瘤患者放疗后再增长，如何治疗这些患者目前仍有争议。尽管再次放疗可能增加不良风险且再次失败，仍有些患者接受两次或多次放射治疗。另一方面，随着显微外科技术的发展，听神经瘤手术结果逐步改善。2016 年我们报道对放疗失败者进行手术干预 [1]，74 例 SRT 失败者予以挽救性手术，发现术后并发症风险显著增加。

一、资料和方法

1995 年 1 月至 2016 年 12 月单侧听神经瘤手术 2115 例，排除 *NF*2。74 例（3.5%）术前曾在外院接受过一次或多次 SRT，48 例为接受过放疗听神经瘤（radiated vestibular schwannoma，R-VS），26 例接受过手术和放疗联合治疗听神经瘤（vestibular schwannoma previously treated with microsurgery and radiotherapy，MR-VS）；男 24 例，女 50 例，年龄 14—73 岁，平均 51.8 岁；GK 55 例（74.3%），分次立体定向治疗 6 例（8.1%），CK 4 例（5.4%），质子刀 1 例（1.4%），放疗方法不详 7 例（9.5%）；4 例接受过两次以上 SRT，1 例 GK 失败后又接受 CK。所有患者初次放疗均在各神经外科中心进行。

患者临床特征详见表 20-1。记录 R-VS 患者 SRT 后加重或新发神经功能异常表现：①评价面神经功能采用 HB 分级 [2]；②肿瘤大小根据 Kanzaki 等 [3] 提出的听神经瘤国际标准测量增强 MRI 轴位上脑桥小脑角最大直径；③如果肿瘤有囊性变，囊性变大小也包括在内。由于缺乏既往治疗方式及适应证的详细信息，无法讨论这些内容。复习手术记录和术中影像获取肿瘤特点、纤维粘连程度、有无异常表现以及肿瘤被膜与神经血管关系等信息。

将 R-VSs 患者术后结果与之前报道的 2000—2009 年 379 例未放疗听神经瘤手术进行对比 [4]，手术适应证包括 SRT 3 年后确认肿瘤增大者，但肿瘤增长太快或神经症状加重者可在 SRT 3 年内接受手术。

肿瘤切除程度分为三类：①肿瘤全部切除（gloss total resection，GTR），即手术中确认肿瘤全部切除，术后增强 MRI 证实无肿瘤残留；

表 20-1　74 例放疗后听神经瘤患者临床特征

特　征	值（%）
年龄（岁）	
• 范围	14—73
• 平均值	51.8
性别	
• 男	24（32.4）
• 女	50（67.6）
既往治疗	
• 只接受过放疗	48（64.9）
• 接受过手术	26（35.1）
挽救手术时肿瘤大小（mm）	
• 管内型	0（0）
• 小（1～10）	5（6.8）
• 中（11～20）	12（16.2）
• 中至大（21～30）	32（43.2）
• 大（31～40）	19（25.7）
• 巨大（≥41）	6（8.1）
放疗方式	
• 伽马刀	55（74.3）
• 分次立体定向放射治疗	6（8.1）
• 赛博刀（CK）	4（5.4）
• 质子刀	1（1.4）
• 赛博刀（CK）+ 伽马刀（GK）	1
• 不详	7（9.5）
• 放疗至手术间隔（个月）	45.1（8～240）
手术入路	
• 乙状窦后入路	52（70.3）
• 经迷路入路	22（29.7）

（续表）

特　征	值（%）
肿瘤切除程度 [a]	
• 全切除	25（37.8）
• 近全切	14（31.1）
• 次全切	14（31.1）

a. 译者注：原文数据似乎有误，未查到原始文献

②肿瘤近全切除（near-total resection，NTR），即少量肿瘤（< 0.5mm）包膜残留于受压变薄或拉伸的面神经/听神经或脑干，术后 MRI 显示一条细线强化影（小于原肿瘤的 1%～2%）；③次全切除（subtotal resection，STR），即数毫米厚肿瘤残留于面神经/听神经或脑干，术后 MRI 显示肿瘤残留，为原肿瘤的 5%～10%。

二、结果

59 例（79.7%）SRT 后肿瘤持续生长，15 例（20.3%）SRT 后头几年稳定然后迅速生长。7 例（9.5%）肿瘤虽无生长但因无法忍受的面部疼痛、心理困扰或患者要求而进行手术切除。实施挽救性手术时肿瘤大小如表 20-1 所示。SRT 与手术间隔时间为 8～240 个月（平均 45.1 个月）。GTR、NTR 和 STR 分别为 25 例（37.8%）、14 例（31.1%）和 14 例（31.1%）。STR 后症状加重或新发症状包括头晕（35.9%）、共济失调或平衡障碍（33.3%）和耳鸣（20.5%）；STR 后听力下降 15.4%、全聋 41%、面部三叉神经痛加重 7.7%、面部麻木 25.6%、面瘫 7.7%，

严重共济失调 1 例，后组脑神经损伤 5.1%，上述症状均为 STR 后即刻新发或明显加重。比较 R-VS 与我们之前的未放疗听神经瘤（non-radiated vestibular schwannoma，N-VS）视频发现确实存在差异，推断可能是辐射效应所致。

肿瘤周围蛛网膜变厚且不透明，46.2% 的肿瘤放疗后出现异常纤维性变、肿瘤质地变韧，23.1% 出现新囊变，15.4% 肿瘤包膜变棕色 / 紫色。此外，69.2% 肿瘤被膜与神经、血管或脑干之间严重粘连。大肿瘤中 17.9% 发现面神经和脑干表面组织变软、变脆，提示放疗引起神经软化。面神经监测进一步证实轻柔操作也会增加潜在损伤面神经的风险。

本组病例无死亡和严重并发症：74 例患者中 5 例（6.8%）术前已有面神经麻痹或减弱，术后面瘫无加重；其余 69 例中 14 例（20.3%）术后出现面瘫，HB 分级Ⅲ级 8 例，Ⅳ级 5 例，Ⅴ级 1 例。

三、典型病例

患者，女，58 岁，右耳听力下降、耳鸣、头晕 3 年，最初 MRI 显示右侧管内型肿瘤略微突入 CPA（图 20-1A）。患者接受边缘剂量 12.3Gy GK 治疗，每年复查一次 MRI。放疗 2 年后发现脑桥小脑角肿瘤轻度增大（图 20-1B）。随后患者出现全聋、头晕加重和共济失调。SRT 后第三年 MRI 显示肿瘤显著增大、压迫脑干（图 20-1C）。放疗专家观察 3 年后转入我科接受手术。

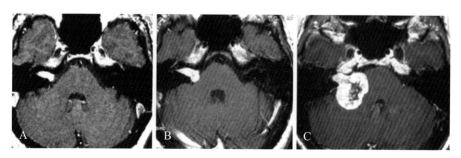

▲ 图 20-1　图示典型病例：一例 58 岁女性患者

A. 轴位增强 MRI 显示右侧内听道内肿瘤，均匀强化（GK 治疗前）；B. 轴位增强 MRI 显示肿瘤向脑桥小脑角生长（GK 治疗 2 年后）；C. 轴位增强 MRI 显示肿瘤进一步生长压迫脑干和小脑（GK 治疗 3 年后），肿瘤中心未强化

四、讨论

过去 20 年越来越多的听神经瘤患者接受 SRT 治疗 [5-19]。根据系列报道，SRT 后肿瘤复发并不严重 [6, 9, 12, 16, 19, 20]。最新文献报道中 - 小型听神经瘤 GKS 后随访 10 年，92%～97% 肿瘤生长得到控制 [8, 12]。但听神经瘤 SRT 后除个别肿瘤轻度缩小外，余者长期带瘤生存，需要密切随访、尽早发现肿瘤复发及神经症状加重。另一方面，大多数接受手术者因肿瘤全切或近全切除而获得真正治愈。与之前的 SRT 报道相比，我们的研究显示很多病例 SRT 后立刻出现新发症状或原有症状加重，如耳聋、面部麻木或感觉减退、面瘫及面部疼痛等 [17, 21-23]。推荐患者接受 SRT 治疗时，告知上述风险很重要。另外一个虽然罕见但必须提及的事实是 38 例患者在 SRT 后出现肿瘤恶变 [24-33]。

众所周知，2%～45% 听神经瘤患者在 SRT 后 6～12 个月内会出现暂时性肿瘤增大 [23, 34]。Pollock 等报道 SRT 后肿瘤增大的平均时间是 9

个月、平均增大体积 75%[23]。他们认为在此期间出现新的神经系统症状多为暂时性、无须治疗即可自行好转。因此，我们的做法是 SRT 后至少观察随访 3 年，除非出现严重症状才进行提前手术干预。结果发现，既往报道 SRT 和挽救性手术的平均间隔时间为 32.1 个月（19.2～46 个月），我们报道为 45.1 个月（8～240 个月）[34-48]。

据报道放疗失败、肿瘤增大者不足 10%。放疗后再手术适应证：出现小脑性共济失调、颅内压升高、伴随肿瘤生长症状逐渐加重（即使在暂时性肿瘤增长阶段）。分析我们之前报道的 39 例听神经瘤接受过一次或多次 SRT 后再次手术资料发现，放疗后因不同原因要求再手术者比例越来越高：1995—1999 年只有 2 例（0.8%），2000—2005 年达 8 例（2.7%），2006—2013 年达到 64 例（8.9%）。这种趋势可能是由于放疗应用越来越广甚至滥用所致，也可能是随着随访年限增加导致放疗失败病例越积越多。虽然部分病例 SRT 后肿瘤以稳定速度持续增长，但大约 10% 病例 SRT 后肿瘤静息多年后快速生长。已有文献强调有限随访时间可能存在一定风险，像听神经瘤这样的良性肿瘤至少需要随访 15～20 年才能最终确定治疗效果。现有长期随访研究似乎提示 SRT 可能是一项有前途、有价值的技术 [8, 11, 16, 49]，但对这种生长缓慢的肿瘤目前设定的随访时间仍嫌太短故难以确定其疗效。

多数学者认为听神经瘤放疗后再手术比直接手术难度更大 [34-38, 40-48]：由于神经与肿瘤粘连导致面神经更难分离、肿瘤界面难以定位，再次放疗增加了脑神经损伤、脑积水、脑水肿或脑坏死的风险，此外初次放疗失败后肿瘤可能对放射线具有更强的抵抗力、对再次放疗不敏感。综合考虑这些情况，作者建议对大多数放疗失败者实施挽救性手术 [1]。

2012 年 Gerganov 等也发现放疗失败再手术者术后面神经功能障碍比例更高[38]。Wise 等回顾分析了 37 例 SRS 失败者[48]，他们进行了一项大型多中心病例对照研究，比较放疗和非放疗听神经瘤患者，大约 77% 术前面神经功能正常者挽救手术后保留了面神经功能，全部切除和近全切除分别为 49% 和 27%。随着放疗后手术经验增加，手术策略也变得更加保守以便保留功能。

我们还发现放疗后出现各种变化如图 20-2 所示，肿瘤包膜与脑神经、脑干和血管之间粘连最常见；虽然 N-VS 患者也能看到粘连，但 R-VS 粘连更厚、更紧密、更难分离（图 20-2A、B）；有时难以建立肿瘤 - 神经分离界面（图 20-2C）。此外，R-VS 肿瘤周围蛛网膜比 N-VS 更厚、更不透明、更粘连（图 20-2D）。脑神经软化非常棘手，无法安全地从肿瘤分离出来神经。小脑水肿、表面组织变脆。肿瘤本身变化也导致手术更复杂，肿瘤表面变黄变硬，包膜下出血导致肿瘤变成紫色（图 20-2E），肿瘤组织也变硬变韧。肿瘤中心纤维化，导致增强 MRI 时该区域不强化（图 20-2F）。并非所有病例均有上述变化，但放疗至手术间隔时间越长，这些变化越常见。除了脑水肿和囊性变之外其他变化在 MRI 上无法显示，只有术中才能确认。根据作者 1800 余例听神经瘤手术经验，上述变化在 N-VS 非常罕见。与此类似，上述变化其他文献也有报道（表 20-2）[5, 34, 36-38, 40-45, 47, 50]。其他文献也报道了放疗后肿瘤周围神经血管变化情况[2, 6, 8, 11, 12, 25, 27, 34, 44, 51-53]。目前尚不清楚这些变化是否只发生在听神经瘤接受 SRT 治疗者，但即使采用低剂量照射（＜ 10Gy），预计也会发生类似组织变化。与未放疗相比，放疗后脑神经尤其是面神经损伤后功能很难恢复[8, 53]。

正如之前报道所述，我们在术中特别重视如何分离放疗后的面神

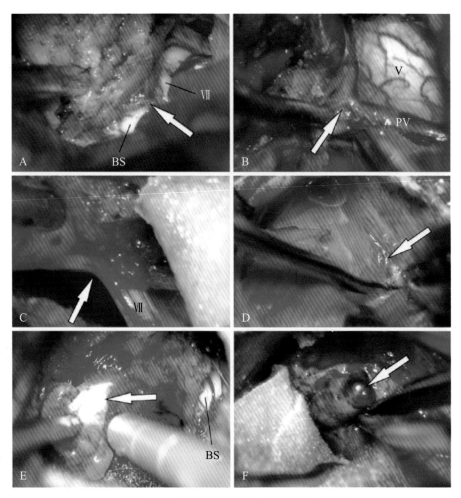

▲ 图 20-2　手术录像显示放疗后听神经瘤特点

A.（R-RS）肿瘤包膜与脑干表面严重粘连（箭）；B.（L-RS）肿瘤包膜与岩静脉粘连（箭）；C.（L-RS）面神经与肿瘤融合（箭）；D.（L-RS）肿瘤与岩骨间蛛网膜增厚（箭）；E.（R-RS）肿瘤中心非增强区域黏性变、纤维变性（箭）；F.（R-RS）肿瘤表面变紫（箭）。BS. 脑干；Ⅶ. 面神经；PV. 岩静脉；V. 三叉神经；R-RS. 右乙状窦后入路；L-RS. 左乙状窦后入路

经，故 R-VSs 组与 N-VSs 组术后面神经功能变化无显著差异性[1]，采用近全切除或全切除遗留部分肿瘤于受压变细、粘连紧密的面神经或脑干上，以期获得更好的面神经功能，很显然，残留肿瘤越多、面神

表 20-2 文献报道放疗失败后听神经瘤手术效果

作者/年份	患者数量	术前平均间隔时间（个月）	面 瘫[a]（%）	肿瘤全切率（%）	技术困难或肿瘤特征（主观）
Slattery 和 Brackmann, 1995	5	46	80	100	肿瘤与面神经之间形成严重瘢痕
Pollock 等, 1998	13	27	61.5	53.8	肿瘤纤维化/肿瘤－周围蛛网膜界面消失
Battista 和 Wiet, 2000	12	35	N/A	N/A	79% 肿瘤－面神经界面消失
Lee 等, 2003	4	19.2（1.6年）	25	N/A	沿脑神经走行致密粘连和纤维化
Friedman 等, 2005	38	39.6	57	78.9	肿瘤与面神经中度至重度粘连
Limb 等, 2005	8	N/A	62.5	N/A	肿瘤与周围结构纤维化，瘢痕和粘连
Iwai 等, 2007	6	28	33.3	0	蛛网膜增厚/瘤内出血
Shuto 等, 2008	12	29	25	0	面神经变色/与肿瘤严重粘连

（续表）

作者 / 年份	患者数量	术前平均间隔时间（个月）	面瘫[a]（%）	肿瘤全切率（%）	技术困难或肿瘤特征（主观）
Slattery，2009	62	37.2	N/A	79	难以定位面神经 – 肿瘤界面
Lee 等，2010	7	26	N/A	0	肿瘤放疗后手术无异常
Friedman 等，2011	73	43.2（3.6 年）	50[b]，14.3[c]	79.5	83.6% 肿瘤与面神经中度或重度粘连
Gerganov 等，2012	28	30.7	20[d]，23.1[e]	100[d]，100[e]	广泛蛛网膜瘢痕增加手术难度
Hong 等，2013	5[f]	N/A	33.3	60	蛛网膜瘢痕、纤维化，手术更困难
Wise 等，2016	37	36	27	49	继发性粘连，难以确定肿瘤界面导致手术困难
Iwai 等，2016	18	26	22	0	难以辨认面神经，可能是放疗效应 / 蛛网膜增厚所致

（续表）

作者/年份	患者数量	术前平均间隔时间（个月）	面瘫[a]（%）	肿瘤全切率（%）	技术困难或肿瘤特征（主观）
Breshears等，2017	10	36	20	70	肿瘤与脑干或面神经有明显或致密粘连
本组数据	74	45.6	17.3	37.8	面神经变色，与脑干严重粘连，神经软化，蛛网膜界面消失

a. 按 HB 面神经功能分级系统IV、V 和VI级认为是手术相关面瘫；b. 病例中全部切除百分数；c. 病例中部分切除百分数；d. A 组（术前放疗）；e. B 组（放疗后肿瘤部分切除）；f. 以前接受过放疗的患者数量

经损伤风险越低。我们发现放疗后的面神经变软、变脆、与肿瘤粘连更紧。另外，面神经监测也提示即使轻柔操作，放疗后的面神经也比 N-VSs 的面神经更容易损伤，因此当术中面神经反应出现下降后术者应即可停止解剖面神经，这也许可以解释为什么 R-VSs 组术后面瘫发生率高于期望值。

诸多文献报道很难实现肿瘤全切，因为肿瘤与脑干、面神经粘连紧密难以分离[34, 36, 38-40, 46, 48]。为减少并发症，我们建议采用肿瘤近全切除或次全切除残留部分肿瘤包膜。虽然近全切除或全切除术后长期结果并不清楚，但至少可以最大限度减少 R-VS 术后并发症。

五、总结

与 N-VS 患者相比，R-VS 患者因肿瘤纤维粘连、包膜纤维化、面神经软化等导致手术难度增大。术前影像学无法分辨上述变化，如果分离困难可考虑次全切除以便更好地保护面神经功能。SRT 失败再次手术（近全切除或全切除）者需要随访更长时间观察肿瘤残留变化。目前给患者推荐 SRT 方案前须详细告知放疗后可能出现肿瘤再生长、临床症状进行性加重、手术难度增加、全切率下降及面瘫风险增加等，我们必须做好准备迎接这些挑战，接受放疗的患者应进行长期随访。

参考文献

[1] Nonaka Y, Fukushima T, Watanabe K, Friedman AH, Cunningham CD III, Zomorodi AR. Surgical management of vestibular schwannomas after failed radiation treatment. Neurosurg Rev. 2016;39:303–12.

[2] House JW, Brackmann DE. Facial nerve grading system. Otolaryngol Head Neck Surg. 1985;93:146–7.

[3] Kanzaki J, Tos M, Sanna M, Moffat DA, Monsell EM, Berliner KI. New and modified reporting systems from the consensus meeting on systems for reporting results in vestibular schwannoma. Otol Neurotol. 2003;24:642–8.

[4] Nonaka Y, Fukushima T, Watanabe K, Friedman A, Sampson J, McElveen J, Cunningham C, Zomorodi A. Contemporary surgical management of vestibular schwannomas: analysis of complications and lessons learned over the past decade. Neurosurgery. 2013;72:ons103–15.

[5] Battista RA, Wiet RJ. Stereotactic radiosurgery for acoustic neuromas: a survey of the American Neurotology Society. Am J Otol. 2000;21:371–81.

[6] Chan AW, Black PM, Ojemann RG, et al. Stereotactic radiotherapy for vestibular schwannomas: favorable outcome with minimal toxicity. Neurosurgery. 2005;57:60–70.

[7] Flickinger JC, Kondziolka D, Niranjan A, Maitz A, Voynov G, Lunsford LD. Acoustic neuroma radiosurgery with marginal tumor doses of 12 to 13Gy. Int J Radiat Oncol Biol Phys. 2004;60:225–30.

[8] Hasegawa T, Kida Y, Kobayashi T, Yoshimoto M, Mori Y, Yoshida J. Long-term outcomes in patients with vestibular schwannomas treated using gamma knife surgery: 10-year follow up. J Neurosurg. 2005;102:10–6.

[9] Hudgins WR, Antes KJ, Herbert MA, et al. Control of growth of vestibular schwannomas with low-dose gamma knife surgery. J Neurosurg. 2006;105:154–60.

[10] Iwai Y, Yamanaka K, Shiotani M, Uyama T. Radiosurgery for acoustic neuromas: results of low-dose treatment. Neurosurgery. 2003;53:282–7.

[11] Liu D, Xu D, Zhang Z, Zhang Y, Zheng L. Long-term outcomes after gamma knife surgery for vestibular schwannomas: a 10-year experience. J Neurosurg. 2006;105:149–53.

[12] Lunsford LD, Niranjan A, Flickinger JC, Maitz A, Kondziolka D. Radiosurgery of vestibular schwannomas: summary of experience in 829 cases. J Neurosurg. 2005;102:195–9.

[13] McEvoy AW, Kitchen ND. Rapid enlargement of a vestibular schwannoma following gamma knife treatment. Minim Invasive Neurosurg. 2003;46:254–6.

[14] Mendenhall WM, Friedman WA, Buatti JM, Bova FJ. Preliminary results of linear accelerator radiosurgery for acoustic schwannomas. J Neurosurg. 1996;85:1013–9.

[15] Miller RC, Foote RL, Coffey RL, et al. Decrease in cranial nerve complications after radiosurgery for acoustic neuromas: a prospective study of dose and volume. Int J Radiat Oncol Biol Phys. 1999;43:305–11.

[16] Murphy ES, Barnett GH, Vogelbaum MA, et al. Long-term outcomes of gamma knife radiosurgery in patients with vestibular schwannomas. J Neurosurg. 2011;114:432–40.

[17] Niranjan A, Mathieu D, Flickinger JC, Kondziolka D, Lunsford LD. Hearing preservation after intracanalicular vestibular schwannoma radiosurgery. Neurosurgery. 2008;63:1054–62.

[18] Okunaga T, Matsuo T, Hayashi N, et al. Linear accelerator radiosurgery for vestibular schwannoma: measuring tumor volume changes on serial three-dimensional spoiled gradient-echo magnetic resonance images. J Neurosurg. 2005;103:53–8.

[19] Sughrue ME, Yang I, Han SJ, et al. Non-audiofacial morbidity after gamma knife surgery for vestibular schwannoma. Neurosurg Focus. 2009;27:E4.

[20] Yang I, Aranda D, Han SJ, et al. Hearing preservation after stereotactic radiosurgery for vestibular schwannoma: a systematic review. J Clin Neurosci. 2009;16:742–7.

[21] Neuhaus O, Saleh A, van Oosterhout A, Siebler M. Cerebellar infarction after gamma knife

radiosurgery of a vestibular schwannoma. Neurology. 2007;68:590.

[22] Pollack AG, Marymont MH, Kalapurakal JA, Kepka A, Sathiaseelan V, Chandler JP. Acute neurological complications following gamma knife surgery for vestibular schwannoma. J Neurosurg. 2005;103:546–51.

[23] Pollock BE. Management of vestibular schwannomas that enlarge after stereotactic radiosurgery: treatment recommendations based on a 15-year experience. Neurosurgery. 2006;58:241–8.

[24] Demetriades AK, Saunders N, Rose P, et al. Malignant transformation of acoustic neuroma/vestibular schwannoma 10 years after gamma knife stereotactic radiosurgery. Skull Base. 2010;20:381–7.

[25] Hanabusa K, Morikawa A, Murata T, Taki W. Acoustic neuroma with malignant transformation. J Neurosurg. 2001;95:518–21.

[26] Husseini ST, Piccirillo E, Sanna M. On "malignant transformation of acoustic neuroma/vestibular schwannoma 10 years after gamma knife stereotactic radiosurgery" (skull base 2010;20:381–388). Skull Base. 2011;21:135–8.

[27] Markou K, Eimer S, Perret C, et al. Unique case of malignant transformation of a vestibular schwannoma after fractionated radiotherapy. Am J Otolaryngol. 2012;33:168–73.

[28] Rowe J, Grainger A, Walton L, Silcocks P, Radatz M, Kemeny A. Risk of malignancy after gamma knife stereotactic radiosurgery. Neurosurgery. 2007;60:60–6.

[29] Schmitt WR, Carlson ML, Giannini C, Driscoll CL, Link MJ. Radiation-induced sarcoma in a large vestibular schwannoma following stereotactic radiosurgery: case report. Neurosurgery. 2011;68:E840–6.

[30] Shin M, Ueki K, Kurita H, Kirino T. Malignant transformation of a vestibular schwannoma after gamma knife radiosurgery. Lancet. 2002;360:309–10.

[31] Tanbouzi Husseini S, Piccirillo E, Taibah A, Paties CT, Rizzoli R, Sanna M. Malignancy in vestibular schwannoma after stereotactic radiotherapy: a case report and review of the literature. Laryngoscope. 2011;121:923–8.

[32] Wilkinson JS, Reid H, Armstrong GR. Malignant transformation of a recurrent vestibular schwannoma. J Clin Pathol. 2004;57:109–10.

[33] Yanamadala V, Williamson R, Fusco DJ, Eschbacher J, Weisskopf P, Porter R. Malignant transformation of a vestibular schwannoma after gamma knife radiosurgery: case report and review of the literature. World Neurosurg. 2013;79(593):e1–8. https://doi.org/10.1016/j.wneu.2012.03.016.

[34] Slattery WH III. Microsurgery after radiosurgery or radiotherapy for vestibular schwannomas. Otolaryngol Clin N Am. 2009;42:707–15.

[35] Breshears JD, Osorio JA, Cheung SW, Barani IJ, Theodosopoulos PV. Surgery after primary radiation treatment for sporadic vestibular schwannomas: case series. Oper Neurosurg (Hagerstown). 2017;13:441–7.

[36] Friedman RA, Berliner KI, Bassim M, Ursick J, Slattery WH 3rd, Schwartz MS. A paradigm shift in salvage surgery for radiated vestibular schwannoma. Otol Neurotol. 2011;32:1322–8.

[37] Friedman RA, Brackmann DE, Hitselberger WE, Schwartz MS, Iqbal Z, Berliner KI. Surgical salvage after failed irradiation for vestibular schwannoma. Laryngoscope. 2005;115:1827–32.

[38] Gerganov VM, Giordano M, Samii A, Samii M. Surgical treatment of patients with vestibular schwannomas after failed previous radiosurgery. J Neurosurg. 2012;116:713–20. https://doi.org/10.3171/2011.12.JNS111682.

[39] Iwai Y, Ishibashi K, Nakanishi Y, Onishi Y, Nishijima S, Yamanaka K. Functional outcome of salvage surgery for vestibular schwannomas after failed gamma knife radiosurgery. World Neurosurg. 2016;90:385–90.

[40] Iwai Y, Yamanaka K, Yamagata K, Yasui T. Surgery after radiosurgery for acoustic neuromas: surgical strategy and histological findings. Neurosurgery. 2007;60:ONS75–82.

[41] Lee CC, Yen YS, Pan DH, et al. Delayed microsurgery for vestibular schwannoma after gamma knife radiosurgery. J Neurooncol. 2010;98:203–12.

[42] Lee DJ, Westra WH, Staecker H, Long D, Niparko JK, Slattery WH III. Clinical and

histopathologic features of recurrent vestibular schwannoma (acoustic neuroma) after stereotactic radiosurgery. Otol Neurotol. 2003;24:650–60.

[43] Lee F, Linthicum F Jr, Hung G. Proliferation potential in recurrent acoustic schwannoma following gamma knife radiosurgery versus microsurgery. Laryngoscope. 2002;112:948–50.

[44] Limb CJ, Long DM, Niparko JK. Acoustic neuromas after failed radiation therapy: challenges of surgical salvage. Laryngoscope. 2005;115:93–8.

[45] Pollock BE, Lunsford LD, Kondziolka D, et al. Vestibular schwannoma management. Part II failed radiosurgery and the role of delayed microsurgery. J Neurosurg. 1998;89:949–55.

[46] Shuto T, Inomori S, Matsunaga S, Fujino H. Microsurgery for vestibular schwannoma after gamma knife radiosurgery. Acta Neurochir. 2008;150:229–34.

[47] Slattery WH III, Brackmann DE. Results of surgery following stereotactic irradiation for acoustic neuromas. Am J Otol. 1995;16:315–9.

[48] Wise SC, Carlson ML, Tveiten QV, Driscoll CL, Myrseth E, Lund-Johansen M, Link MJ. Surgical salvage of recurrent vestibular schwannoma following prior stereotactic radiosurgery. Laryngoscope. 2016;126:2580–6.

[49] Nagao O, Serizawa T, Higuchi Y, et al. Tumor shrinkage of vestibular schwannomas after gamma knife surgery: results after more than 5 years of follow-up. J Neurosurg. 2010;113:122–7.

[50] Hong B, Krauss JK, Bremer M, Karstens JH, Heissler HE, Nakamura M. Vestibular schwannoma micrsurgery for recurrent tumors after radiation therapy or previous surgical resection. Otol Neurotol. 2013;35:171–81.

[51] Kliesch S, Vogelgesang S, Benecke R, Horstmann GA, Schroeder HW. Malignant brain oedema after radiosurgery of a medium-sized vestibular schwannoma. Cent Eur Neurosurg. 2010;71:88–91.

[52] Weber DC, Chan AW, Bussiere MR, et al. Proton beam radiosurgery for vestibular schwannoma: tumor control and cranial nerve toxicity. Neurosurgery. 2003;53:577–86.

[53] Wiet RJ, Micco AG, Bauer GP. Complications of the gamma knife. Arch Otolaryngol Head Neck Surg. 1996;122:414–6.

结　语
Conclusions

Advances in Vestibular Schwannoma Microneurosurgery
Improving Results with New Technologies
听神经瘤外科新技术

结　论
Conclusions

Luciano Mastronardi, Alberto Campione, Takanori Fukushima　著

听神经瘤是脑桥小脑角区最常见肿瘤，占颅内肿瘤的 6%～8%。高达 75% 的患者在初诊后 5 年内接受治疗。据报道听神经瘤年增长在 0.3～4.8mm，自发缩小者不足 4%。

业已证实脑桥小脑角区最大直径 < 20mm 的肿瘤适合采取"等待观察"策略，但众所周知许多患者观察期间可能丧失听力。

一些作者认为立体定向放射治疗似乎是一种安全有效的替代治疗，但此方案并不能彻底治愈肿瘤。我们认为术后复发或进展者考虑立体定向放射治疗似乎合乎情理，这些患者可能无法再次手术或不想再次手术。

95% 听神经瘤患者可出现感音神经性聋，但致聋机制并不完全清楚。此外，眩晕虽然影响生活质量，但并不影响治疗策略抉择。

现代听神经瘤手术的目标是全切或近全切肿瘤，同时保留神经功能和生活质量，肿瘤次全切除者术后复发率 3 倍于肿瘤完全切除者。

如果术前具有实用听力且肿瘤体积较小（< 2cm），术后听力保留率高于 50%。无论如何，如果发生单侧聋患者尚可接受，但术后出现面神经麻痹则是一场灾难，目前超过 90% 的手术能够保留面神经。更

进一步，通过 DTI 弥散张量成像术前成功预测面神经走行方向、帮助制订更精确的术前计划，将来可望获得更佳保留面神经效果。

听神经瘤起源一直存在争论，听神经瘤绝大多数起源于前庭下神经，其受累率与肿瘤大小成正比。前庭下神经作为肿瘤的起源神经被认为是导致耳蜗神经保留欠佳的因素之一，也可能是一些采用乙状窦后入路病例术后听力较好的原因。因此，术前确定听神经瘤起源既可能判断预后（听力保留概率），也有助于设计手术计划。最新文献报告可以准确预测听神经瘤起源，期待进一步的研究可以证实这些辅助数据有助于选择手术入路。

医疗团队经验、多学科合作、医患关系是否和谐、现代技术的应用及对随访观察和干预长期效果的了解等都会影响听神经瘤患者的治疗质量。

术中神经生理监测已成为听神经瘤手术的有机组成部分。我们介绍了几种术中神经生理监测技术，确定了一些特定病理模式预判面神经功能和听力保护效果的临床意义，特别强调已有系列报道术后用药可改善迟发性脑神经功能障碍。最新电生理技术进展极大地提高了听神经瘤手术听力保留和面神经功能保留的效果。围术期静脉注射尼莫地平和术中使用稀释罂粟碱可能对手术有辅助价值。

生活质量主要与肿瘤本身有关，其次才是医疗干预。治疗之初就应着眼于保证患者的生活质量，治疗效果应优于疾病自然发展的结果。

复习文献并结合我们的实践均显示术后并发症率和死亡率较低。显微神经外科技术有助于全切听神经瘤及面神经、耳蜗神经的结构保留，但是，尽管完全切除是手术的主要目标，对肿瘤与面神经和（或）脑干严重粘连的病例采用次全或近全切除策略是可以接受的，此举可改善术后效果、缩短手术时间、降低手术风险。

神经外科经典专著

中国科学技术出版社

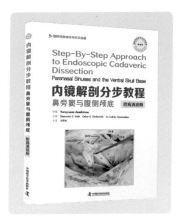

原著　Narayanan Janakiram
主译　刘丕楠
定价　128.00 元

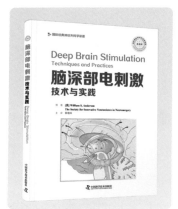

原著　Willian S. Anderson 等
主译　张建国
定价　128.00 元

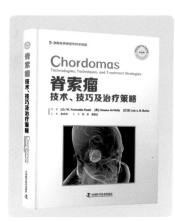

原著　M. Necmettin Pamir 等
主译　刘 庆　潘亚文
定价　168.00 元

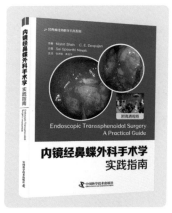

原著　Nishit Shah 等
主译　张洪钿　吴日乐
定价　128.00 元

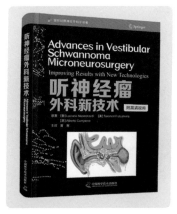

原著　Luciano Mastronardi 等
主译　夏 寅
定价　128.00 元

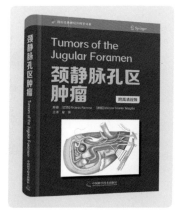

原著　Ricardo Ramina 等
主译　夏 寅
定价　128.00 元

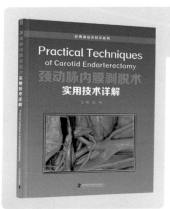

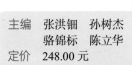

主编　钱 海
定价　80.00 元

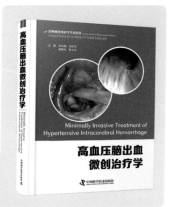

主编　张洪钿　孙树杰
　　　骆锦标　陈立华
定价　248.00 元